ÉTUDE OBSTÉTRICALE

DE

L'ARC ANTÉRIEUR

DU BASSIN

PAR

Le Dr Georges IZAAC

LYON

A. REY & Cie, IMPRIMEURS-ÉDITEURS DE L'UNIVERSITÉ

4, RUE GENTIL, 4

1901

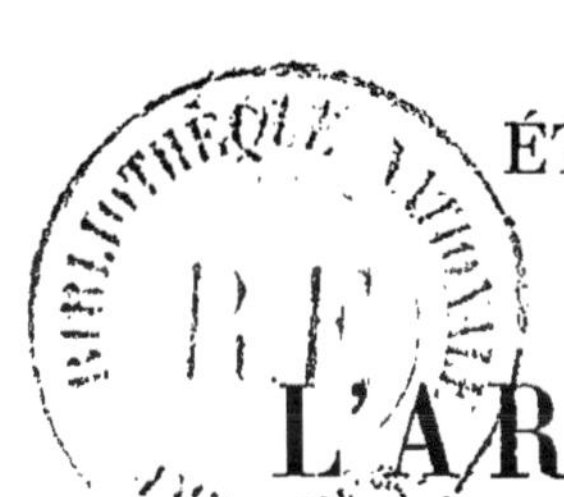

ÉTUDE OBSTÉTRICALE

DE

L'ARC ANTÉRIEUR

DU BASSIN

ÉTUDE OBSTÉTRICALE

DE

L'ARC ANTÉRIEUR

DU BASSIN

PAR

Le Dr Georges IZAAC

LYON

A. REY & Cie, IMPRIMEURS-ÉDITEURS DE L'UNIVERSITÉ

4, RUE GENTIL, 4

1901

A MON PÈRE ET A MA MÈRE

AU DOCTEUR KRAUSS

Médecin-Major de 1re Classe en retraite,

Chevalier de la Légion d'honneur.

A MONSIEUR L. CZERNIEWSKI

Organiste et Maître de Chapelle de la Cathédrale de Saint-Martin de Pau.

A M. LE PROFESSEUR FOCHIER

Mon Président de Thèse

A M. LE PROFESSEUR AGRÉGÉ FABRE

M. le professeur Fochier a bien voulu me donner pour sujet de thèse l'étude d'une question qu'il a signalée depuis longtemps à l'attention des accoucheurs, et dont l'importance clinique est majeure. Pour mériter un si grand honneur, j'ai suivi l'enseignement de la clinique obstétricale d'aussi près qu'il m'a été possible. Je me suis efforcé de me pénétrer de l'esprit clinique, de la précision scientifique qui le caractérisent. Si, malgré moi, j'ai trahi parfois les idées de M. le professeur Fochier sur une question si difficile, qu'il veuille bien accuser ma jeunesse en obstétrique et non ma bonne volonté. Je le prie de croire à ma très vive reconnaissancc pour l'accucil quc je reçus auprès de lui.

M. le professeur agrégé Fabre a dirigé mes recherches avec une patience et une amabilité dont je le remercie profondément : les richesses du Laboratoire de la Clinique m'ont permis d'introduire dans ma thèse quelques figures originales.

M. le professeur Testut a mis à ma disposition la belle collection de squelettes du Musée d'anatomie, où nous avons trouvé douze bassins de femme. Qu'il veuille bien accepter nos remerciements respectueux.

M. Loth, dessinateur du Conseil général des Ponts et Chaussées, m'a reproduit exactement en aquarelle les détroits supérieurs de quatre bassins du Musée Dupuytren ; mon camarade Subsol, étudiant en médecine à Paris, en a contrôlé les dimensions : qu'ils reçoivent l'expression de ma gratitude.

ÉTUDE OBSTÉTRICALE

DE

L'ARC ANTÉRIEUR

DU BASSIN

UTILITÉ D'UNE MONOGRAPHIE

SUR L'ARC ANTÉRIEUR DU BASSIN

Le rétrécissement du bassin cause, sans contredit, les plus redoutables difficultés dans l'accouchement. Aussi, en présence d'une femme qui lui pose cette question anxieuse : « Accoucherai-je bien » ? le médecin cherche-t-il à savoir d'abord si le bassin est diminué dans ses dimensions. S'il constate un bassin normal, il rassure sa cliente ; s'il rencontre un bassin retréci, il la prévient des difficultés possibles du travail et même peut conseiller l'accouchement prématuré à telle ou telle date. Jusque dans ces dernières années, l'accoucheur basait cette conduite sur la seule exploration du diamètre antéro-postérieur du bassin. Quelle que fût la forme du rétrécissement, si le promonto-pubien avait 8 centimètres, on faisait accoucher la femme à huit mois, s'il avait 7 centimètres, à sept mois : c'était très simple.

Certes le promonto-pubien minimum est le diamètre du bassin le plus important ; il fournit la caractéristique principale du détroit supérieur. Or, le franchissement de ce détroit par la plus grande circonférence de la présentation, l'engagement selon la définition de M. le professeur Fochier, est le moment mécanique le plus difficile dans les rétrécissements du bassin. Toutes les investigations de l'accoucheur doivent aboutir à cette conclusion : l'engagement à terme est possible ou impossible. La seule donnée du promonto-pubien minimum suffit-elle à établir ce point capital? Evidemment non. Le détroit supérieur a une forme extraordinairement variable d'un bassin à un autre, et le diamètre antéro-postérieur ne nous rend presque aucun compte de ces variations. La mensuration du promonto-pubien minimum est nécessaire ; elle n'est pas suffisante. Voilà pourquoi l'étude de la partie antérieure du détroit supérieur s'impose.

Mais pourquoi se limiter à cette partie antérieure? Puisque la tête fœtale, qui va s'engager dans un bassin rétréci, rencontrera à peu près toutes les difficultés du passage au niveau du détroit supérieur, pourquoi ne pas étudier la question dans son ensemble, pourquoi introduire cette division artificielle et inutile au premier abord, entre la partie antérieure et le reste du détroit supérieur?

La considération des aires d'engagement montre que cette partie antérieure du détroit supérieur mérite une étude spéciale. La tête rencontre dans les bassins symétriques trois aires d'engagement : deux à grands diamètres obliques; la troisième à grand diamètre transversal. Ces trois aires empiètent l'une sur l'autre en avant : que la tête s'engage en oblique gauche, en oblique droite, en transverse, fléchie ou non, elle devra toujours prendre contact sur une longue étendue avec la partie antérieure du détroit supérieur. Dans l'engagement en oblique, l'un des sinus sacro-iliaques est inoccupé; en transverse, les deux sinus restent inutilisés; quant au promontoire, il faut le doubler ou l'éviter, selon la formule. La partie antérieure du bassin ne laisse pas à la tête ces deux alternatives; une inclinaison heureuse, une déflexion ne peuvent pas éluder la difficulté du passage; de toute manière, il faut que la plus grande circonférence de la présentation prenne un contact étendu avec la partie antérieure du détroit supérieur en la franchissant.

C'est aussi la seule région du détroit supérieur toujours explorable par le toucher. Le promontoire est souvent trop loin, inattingible, la symphyse et les branches horizontales du pubis, les cotyloïdes, en partie, s'offrent toujours au doigt de l'accoucheur inquiet de la valeur obstétricale d'un bassin. Elles lui fournissent des indications capitales pour la pelvigraphie, dont le professeur Fochier a montré l'importance depuis bien longtemps. Dans sa préface de la traduction de Litzman, dans les thèses de Sabatier, de Jamin, inspirées par son enseignement, il a montré la nécessité de ce procédé clinique.

L'étude de la partie antérieure du détroit supérieur est nécessaire, parce que — en dehors de la radiographie métrique [1], qui nécessite une installation et un matériel

[1] De la radiographie métrique par M. le professeur agrégé

spéciaux — c'est la seule exploration qui permette d'apprécier les dimensions des diamètres transverses du bassin. Cette affirmation est passée à l'état d'axiome dans l'esprit des élèves de M. le professeur Fochier. Ailleurs, elle est acceptée, mais comme une ingénieuse vue de l'esprit, un procédé idéal jamais vérifié sur le cadavre ni sur le vivant.

Ainsi, Richelet, dans sa thèse sur le bassin rétréci, porte sur la pelvigraphie le jugement suivant : « Nous doutons que cette méthode difficile et trop théorique puisse jamais être d'une grande utilité pratique. » Quelle raison a-t-il de condamner ainsi le procédé ? J'ai cherché en vain dans sa thèse une discussion plus étendue sur ce point, en sorte, que c'est la difficulté pratique de la pelvigraphie qui nous obligerait à l'abandonner.

Est-ce là une raison suffisante ? Une connaissance — fût-elle approximative — de la forme du détroit supérieur et des transverses compense-t-elle les efforts nécessaires pour se familiariser avec la méthode de M. le professeur Fochier ?

Tout le monde est d'accord à l'heure actuelle pour affirmer la nécessité d'obtenir en clinique la valeur des diamètres transverses. Depuis que les bassins transversalement rétrécis sont connus des accoucheurs, on en rencontre assez souvent, et c'est alors que l'utilité de la mensuration des transverses se montre avec la dernière évidence. Si cette notion n'est pas présente à l'esprit de tous les praticiens, on verra se reproduire les méprises déplorables, les discussions

Fabre. *Bulletin de la Société d'obstétrique de Paris*, séance du 20 décembre 1900.

provoquées par les premières observations. Ce qui est plus grave, l'oubli du rétrécissement transversal possible pourra conduire le praticien à des interventions aveugles, s'il ignore jusqu'au bout la forme du détroit supérieur, cause de la dystocie. Et ces bassins sont moins rares que l'on ne pense. Il existe dans la collection de bassins secs du musée Dupuytren trois superbes bassins de ce type. Dans la collection de squelettes que M. le professeur Testut a bien voulu mettre à ma disposition, j'ai rencontré un bassin dont le promonto-pubien minimum est supérieur au transverse maximum et, dans les bassins de la clinique obstétricale, plusieurs ont un diamètre antéro-postérieur considérable par rapport aux transverses. Pour peu que les recherches soient dirigées dans ce sens, en clinique et à l'amphithéâtre, la liste des douze bassins présentés par Salles dans sa thèse s'allongera considérablement.

En dehors de ces bassins transversalement rétrécis, pour lesquels la méconnaissance de la valeur du diamètre transverse aura des conséquences très graves pour l'enfant et pour la mère, dans tous les autres cas de rétrécissement du bassin il importe hautement pour le pronostic, comme pour la ligne de conduite à tenir, de savoir si les diamètres transverses sont conservés ou diminués. C'est là une donnée classique à l'heure actuelle. « Après le promonto-pubien minimum, celui qu'il importerait le plus de mesurer avec exactitude au niveau du détroit supérieur est le transverse obstétrical ou utile », disent Tarnier et Budin dans leur *Traité d'accouchements*.

Pourquoi donc cette connaissance du transverse est-elle si utile? Avec le même promonto-pubien, selon que le transverse médian sera diminué, conservé ou agrandi, le pronostic de l'accouchement changera du tout au tout. Transverse médian conservé signifie à coup sûr bassin aplati (les bassins normaux mis à part). La conséquence est que le travail se fera en position transverse et en attitude intermédiaire. Dans ce cas le mécanisme du travail est très souvent merveilleusement adapté aux difficultés de l'engagement, si bien que M. le professeur Fochier ferait volontiers du bassin aplati pur non rachitique un type héréditaire parfaitement conciliable avec la perpétuation de l'espèce. Le promonto-pubien minimum a beau se rétrécir jusqu'à 8 centimètres, le pronostic reste bon, on n'a rien à faire tant que le transverse médian est conservé.

Transverse médian diminué, au contraire, signifie bassin généralement rétréci ou aplati généralement rétréci (le bassin transversalement rétréci mis à part). Il en résulte le plus ordinairement d'énormes difficultés mécaniques à l'engagement. Dans ce cas, pour peu que le promonto-pubien minimum se rétrécisse au-dessous de 10 centimètres, le pronostic devient grave.

Il est donc de première importance de savoir apprécier la valeur du transverse médian. L'accoucheur devra-t-il reculer devant les difficultés pratiques dont parle Richelet, refusera-t-il de se familiariser avec un mode d'investigation nouveau, si les résultats qu'il procure conduisent à une évaluation suffisante des transverses ? Pour apprécier le promonto-pubien minimum, certes, il faut aussi vaincre des difficultés. Longtemps on s'égare le long de la concavité sacrée, vers les sinus sacro-iliaques. Pourtant le praticien ne s'épargne aucune peine, il sait, avec Pajot, que « le doigt s'allonge par l'expérience ». Si l'appréciation des transverses est possible, quoique difficile, devant l'utilité de cette recherche, on ne doit regretter ni son temps ni ses efforts pour la tenter.

Richelet accuse encore le procédé de M. Fochier d'être trop théorique. Il veut dire sans doute que le toucher méthodique de la symphyse, des branches horizontales du pubis et d'une partie des cotyloïdes ne permet pas de se rendre compte en clinique des diamètres transverses. C'est là un argument qui, présenté sous cette forme, mérite d'être discuté. Existe-t-il un rapport qu'on puisse mettre en évidence entre la forme de la partie antérieure du détroit supérieur et le diamètre transverse obstétrical ?

Pour établir ce point, j'ai d'abord étudié la question sur bassin sec. La clinique obstétricale possède quatre-vingt-douze bassins obstétricaux. Nous entendons par là des bassins permettant le passage d'une tête d'enfant viable par opposition aux bassins chirurgicaux dans lesquels l'accouchement par les voies naturelles est impossible.

M. le professeur Testut a bien voulu mettre à ma disposition les douze squelettes de femme[1] du Musée d'anatomie. Enfin, j'ai étudié quatre bassins du Musée Dupuytren.

[1] *Bassins normaux*, 1, fig. 1 (dans la collection, n° 14); 3, fig. 5 (n° 19); 4 (n° 2); 5 (n° 6); 8 (n° 17); 9 (n° 24); 14 (n° 25); 15 (n° 8); 16 (n° 21). *Aplati*, 6 (n° 10). *Généralement rétréci*, 4 (n° 13). *Transversalement rétréci* (n° 4).

J'ai ainsi eu à ma disposition cent-huit bassins obstétricaux. L'étude que j'en présente paraîtra fastidieuse et pénible avec ses allures pseudo-mathématiques. Il m'a semblé, cependant, nécessaire d'introduire dans ces questions un peu de précision. L'à peu près, nécessaire en clinique, dit-on, est souvent regrettable. Ainsi MM. Ribemont-Dessaignes et Lepage définissent le transverse maximum, la droite qui joint les milieux des lignes innominées. Il y a là un emploi simultané des mots maximum et milieu qui crée pour le débutant en obstétrique une confusion regrettable entre le transverse maximum et le transverse médian, et l'on sait l'importance de la distinction entre ces deux diamètres. La confusion est d'autant plus fâcheuse que MM. Ribemont-Dessaignes et Lepage ne parlent pas du transverse médian dans leur étude du détroit supérieur; ils indiquent simplement un diamètre transverse central du détroit supérieur.

Aussi m'a-t-il semblé utile d'apporter un soin particulier dans la définition du transverse médian. Jusqu'ici ce diamètre sur bassin sec se prenait en menant la perpendiculaire au milieu du promonto-pubien minimum. J'ai pu me rendre compte que des praticiens exercés commettent par ce procédé des erreurs dépassant 1 centimètre. Quelle valeur auront des déductions tirées des dimensions des bassins décrits par les divers auteurs, si chacun peut, pour un même diamètre, obtenir des différences de 1 centimètre en plus ou en moins? Je me suis efforcé de préciser sur le bassin sec les extrémités du transverse médian, de telle sorte que deux observateurs puissent l'obtenir avec une erreur maxima de 1 à 2 millimètres. Pour établir ce point, il me faut entrer dans quelques considérations géométriques qui rendront la lecture de ce chapitre fatigante. Il m'a semblé impossible d'être précis si je n'établissais ces données essentielles.

La définition et la mensuration du transverse médian me permettront de chercher sur cent-huit bassins obstétricaux s'il existe un rapport entre la forme de la partie antérieure du détroit supérieur et les diamètres transverses. J'indiquerai ensuite comment l'École lyonnaise a su retrouver ce rapport en clinique, pour obtenir une évaluation suffisante du transverse médian sur la femme enceinte. J'étudierai enfin le rôle de la partie antérieure du détroit supérieur pendant l'accouchement, et les déformations qu'elle impose à la tête fœtale.

PREMIÈRE PARTIE

L'ARC ANTÉRIEUR SUR LE BASSIN SEC

CHAPITRE PREMIER

DÉFINITIONS. — REPRÉSENTATION GRAPHIQUE DE L'ARC ANTÉRIEUR. DÉTERMINATION PRÉCISE DU VRAI TRANSVERSE MÉDIAN OBSTÉTRICAL. VALEUR COMPARÉE DES PROCÉDÉS DE MENSURATION DES TRANSVERSES.

Définitions.

L'*Arc antérieur*. — L'arc antérieur est la partie du détroit supérieur située en avant du transverse médian.

Transverse médian. — Le transverse médian est la droite qui joint les deux points d'intersection du détroit supérieur avec le *plan* perpendiculaire au promonto-pubien minimum en son milieu.

Cette dernière définition paraît inutilement pédante. On donne d'habitude du transverse médian une définition qui paraît beaucoup plus simple et plus commode : le transverse médian ou transverse utile (Kehrer) est celui qui coupe perpendiculairement en son milieu le diamètre promonto-pubien minimum.

Justification de cette définition.

Essayons de construire ce diamètre de Kehrer. Soit P le point de la symphyse le plus en saillie à l'intérieur du bassin, P' le promontoire, qui n'est pas dans le plan de l'arc antérieur PMM'S au plan transverso-pubien. On sait en effet que le plan transverso-pubien qui contient tous les points de l'arc antérieur ne contient pas le promontoire situé dans le plan obstétrical du bassin. La droite PP' n'est donc pas dans ce plan transverso-pubien, mais tout entière au-dessus de lui. Il est impossible que la perpendiculaire K en son milieu, ou transverse utile de Kehrer, se trouve dans le plan transverso-pubien. Ce diamètre ne peut être limité latéralement puisqu'il ne rencontre pas le détroit supérieur; il est impossible à construire d'après sa définition.

Considérons maintenant le plan X perpendiculaire au milieu K de la droite PP'. Ce plan coupe nécessairement le détroit supérieur en deux points M et M' (fig. p. 20) quelle que soit la forme de ce détroit supérieur, même si la moitié droite PMS est située sur un plan plus élevé que la moitié gauche PM'S, ce qui arrive parfois. La droite MM' reste toujours médiane dans l'espace, par rapport aux points P et P', puisque tous ses points sont situés dans le plan X, lieu géométrique des points de l'espace équidistants de P et P'.

La droite ainsi construite est donc la médiane géomé-

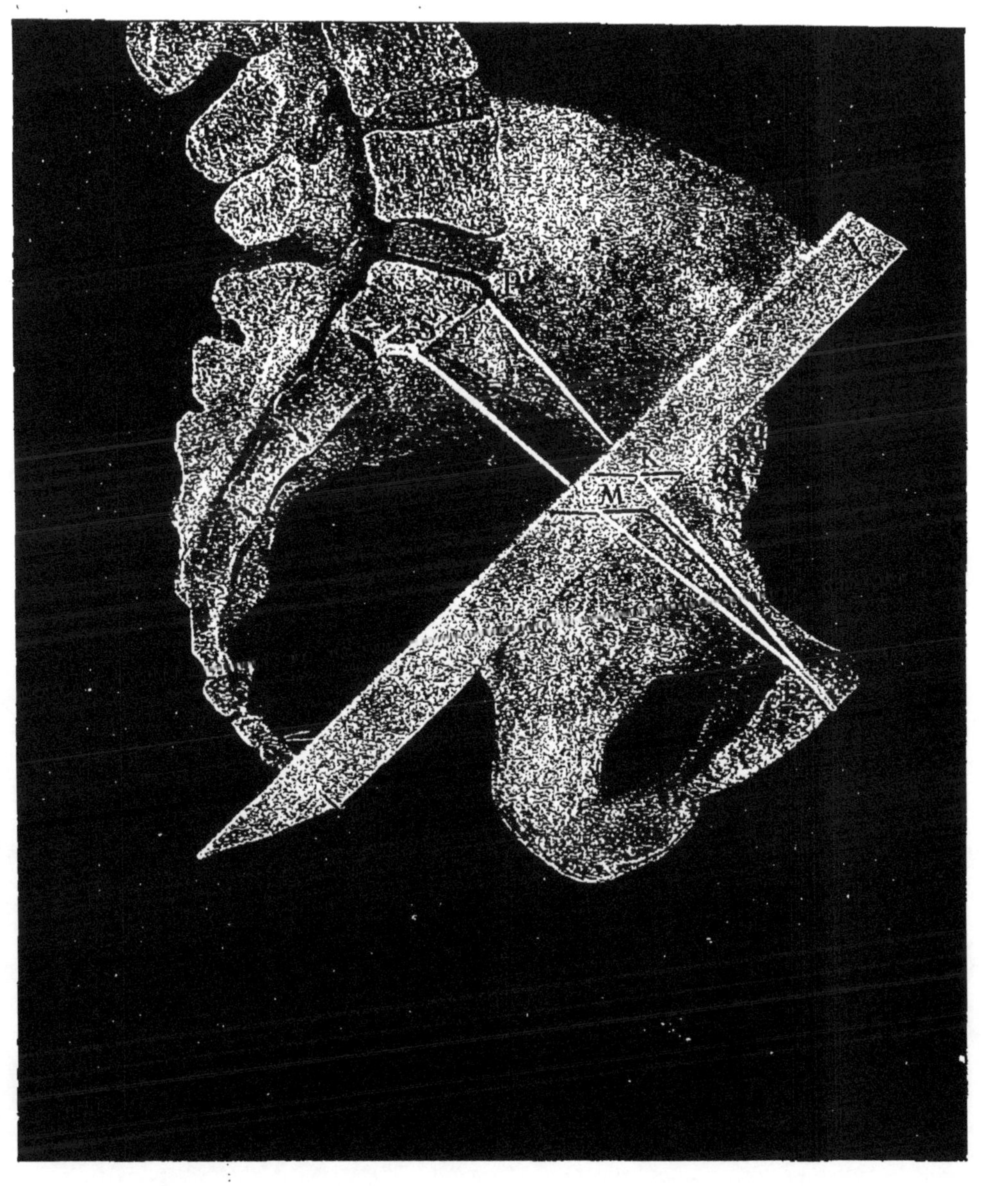
P
M

trique du détroit supérieur. Elle doit être aussi considérée comme le transverse médian vrai en clinique. En effet, il importe de prendre en obstétrique, comme transverse médian utile, la droite dont tous les points sont à égale distance des résistances que la tête aura à supporter au niveau du détroit supérieur. Ces deux points de frottement maximum pour la tête sont le promontoire P la symphyse P'. La suture sagittale, pour éviter également les frottements en avant et en arrière, se placera symétriquement par rapport aux points P et P' ; elle sera donc dirigée selon le plan X, lieu géometrique des points équidistants du promontoire et de la symphyse. Notre transverse médian doit donc être dans le plan X.

Mais ce diamètre du bassin, pour être un *diamètre*, doit avoir ses extrémités sur le détroit supérieur, condition que ne réalise pas le diamètre de Kerher, et que notre droite MM' remplit toujours, quelle que soit la forme du détroit supérieur.

Construction.

La mensuration exacte du diamètre transverse médian est considérée comme impossible, même sur le bassin sec. On lit en effet dans la thèse de M. Salles : « Une autre cause de la rareté des bassins transversalement rétrécis, réside dans la difficulté encore insurmontable jusqu'à présent de mesurer d'une façon précise le diamètre transverse, même sur le cadavre. » Il fournit cependant un procédé nécessitant des instruments spéciaux et que je montrerai erroné.

Sur le cadavre on peut cependant obtenir le transverse médian tel que je l'ai défini, avec une approximation aussi grande que nos règles graduées et nos compas le permettent.

Soit PMSM' le contour du détroit supérieur, X le plan perpendiculaire au milieu du promonto-pubien minimum PP' en son milieu ; M et M' ses points d'inter-

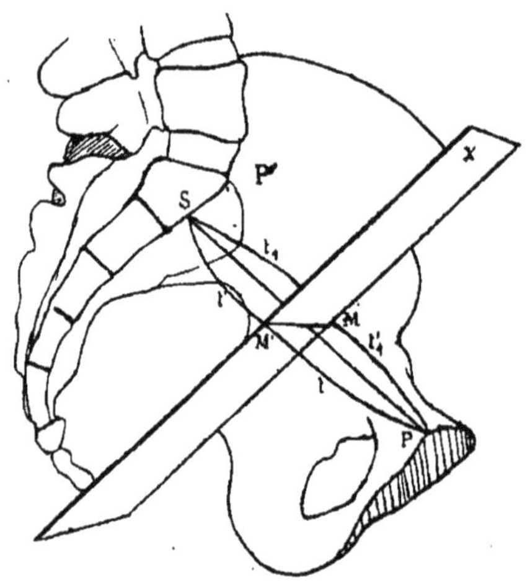

section avec le contour du détroit supérieur ; MM' est le transverse médian par définition.

Pour le construire, prenons une longueur de compas quelconque mais, pour plus de rapidité dans la construction, plus grande que la moitié du promonto-pubien minimum. Des points P et P', avec cette longueur de compas, coupons le détroit supérieur aux points t et t'. Trois cas peuvent se présenter :

1° t et t' coïncident. Le point obtenu, équidistant de P et de P', se trouve dans le plan X, puisque ce plan est le lieu des points équidistants de P et de P' ; la construction répétée avec la même longueur de compas de l'autre côté du bassin fournira un point qui, dans les bassins symétriques appartiendra au plan X, et dans les bassins symétriques fournira deux points différents t_1 et t'_1, qui nous mènent aux deuxième et troisième cas.

2° Ces points *t* et *t'* ou t_1 et t_1', dans les bassins asymétriques, ne coïncident pas. Et *t* est du même côté que P, *t'* du même côté que P' par rapport au plan médian.

Augmentons alors notre longueur de compas d'une longueur égale à un peu moins de la demi-distance qui sépare *t* et *t'* (si la courbe était symétrique par rapport au plan, ce serait exactement la moitié) on obtient avec cette nouvelle longueur de compas un ou deux points. Si un point, on retombe dans le premier cas. Si deux points, ils seront pratiquement tellement voisins, qu'à la troisième recherche, ils coïncideront certainement.

3° Le point *t* a dépassé le plan médian, les longueurs de compas sont coupées avant de rencontrer le détroit supérieur, t_1' est plus près de P que t_1. Diminuons l'ouverture de compas d'une valeur un peu moindre que la demi-distance t_1 t_1' (ce serait la moitié si la portion de courbe t_1 t_1' était symétrique par rapport au plan X). Nous aurons, avec cette nouvelle ouverture de compas un point, et le problème est résolu, ou deux, et alors si voisins qu'à la troisième tentative la coïncidence est obtenue.

En répétant sur le côté droit du bassin la construction faite à gauche, on obtient deux points situés par construction sur le détroit supérieur et, par démonstration, sur le plan perpendiculaire au milieu du promonto-pubien minimum : ce sont donc les extrémités du transverse médian.

Cette construction est longue et pénible à exposer, elle est rapidement obtenue sur bassin sec et n'exige, pour être réalisée, qu'un compas ordinaire et une règle graduée sur laquelle on reportera la distance qui sépare les deux points établis : leur distance en millimètres sur la règle fournira la mesure du transverse. Cette construction suppose uniquement qu'on peut dessiner sur bassin sec le contour du détroit supérieur, ce qui est facile.

J'ai pu ainsi obtenir, à 1 ou 2 millimètres près, le transverse médian des cent huit bassins à ma disposition.

Pour pouvoir comparer le transverse médian à l'arc antérieur qu'il limite, il importait de figurer sur le papier ces arcs antérieurs. J'ai employé dans ce but les lames de plomb laminé dont on se sert pour unir les carreaux élémentaires d'un vitrail. Ces lames ont l'avantage d'offrir la résistance maxima sous le volume le plus petit. Le métal qui les constitue est très malléable [1] et permet une adaptation exacte aux surfaces sur lesquelles on l'applique. Ce résultat obtenu au niveau de l'arc antérieur, j'arc-boute les deux extrémités de la lame de plomb pour éviter les écarts angulaires au niveau de la symphyse. Le transport sur le papier s'effectue alors sans déformation, et le dessin, réalisé avec une pointe de crayon finement aiguisée tangente au bord inférieur très net de la lame reproduit fidèlement le contour de l'arc osseux. La partie centrale de la lame résistante garde la forme générale de l'arc. Les bords du métal,

[1] C'est du plomb doux venu des mines de Figueras (Espagne) en saumons de 60 kilos que l'on lingotte et lamine plus ou moins finement, selon l'épaisseur du vitrail.

très minces, se laissent aisément déformer au niveau des petites dépressions ou crêtes osseuses qu'on rencontre parfois sur le bassin. Le bassin aplati généralement rétréci, fig. 6, présente, un peu en avant de l'extrémité gauche du transverse médian, une petite crête osseuse que le bord mince duplomb laminé a permis de reproduire exactement sur le dessin.

Je m'assure d'ailleurs de l'exactitude de la figure obtenue en reportant sur le dessin le contour métallique. Il n'y a jamais d'erreur lorsqu'on a eu soin d'arc-bouter les extrémités de la lame.

J'ai pu ainsi dessiner et étudier commodément sur le papier l'arc antérieur, et le transverse médian, sa limite postérieure. J'ai alors cherché une relation simple entre ces deux grandeurs. L'arc de circonférence tangent à l'arc au niveau de la symphyse et sous-tendu par le transverse médian m'a fourni le rapport simple que je cherchais.

Je construis donc la circonférence passant par les trois points : extrémités du transverse T et T', symphyse P (fig. 1, bassins normaux). Le centre cherché est le point de concours élevé au milieu de T S et de T' S. La courbe de l'arc antérieur osseux se superpose ou ne se superpose pas à celle de la circonférence décrite.

J'appelle *concordance* la superposition de l'arc antérieur et de la circonférence passant par la symphyse et les extrémités du transverse.

Il y a *discordance* lorsque ces deux courbes ne se superposent pas. Je mesure la discordance par la flèche menée au niveau de l'écart maximum entre les deux courbes.

Valeur comparée des procédés de mensuration des transverses médians[1].

J'ai affirmé plus haut qu'aucune méthode, en dehors de la radiographie métrique, ne permet d'acquérir en clinique une notion suffisante du diamètre transverse médian. Il me faut justifier cette manière de voir.

Pour apprécier la valeur du transverse médian, on n'a que les méthodes générales d'exploration des transverses ; la pelvimétrie externe, la pelvimétrie interne et la pelvimétrie mixte.

La pelvimétrie externe permet de préjuger l'existence d'un rétrécissement lorsque les diamètres bicrète et bisiliaque antéro-supérieur sont simultanément et notablement diminués. Elle est quelquefois trompeuse et fournit le plus souvent une appréciation insuffisante.

La pelvimétrie mixte introduit dans le calcul une inconnue, l'épaisseur de la paroi pelvienne qui rend la méthode très incertaine dans ses résultats.

La pelvimétrie interne donne des résultats moins mauvais. Cependant le procédé de Lœhlein a été définitivement condamné par Salles comme insuffisant. Le procédé de Budin est pour beaucoup d'accoucheurs le procédé de choix. Tout en reconnaissant qu'il vaut mieux que les autres procédés, Salles avoue son insuffisance au détroit supérieur « à cause de la grande distance à laquelle doivent pénétrer les instruments ».

[1] Pour plus de détails voir thèse de Salles, *Bassins rachitiques transversalement rétrécis*, Paris, 1898.

Or, n'est-ce pas au détroit supérieur surtout qu'il importe de mesurer les diamètres transverses ? De plus, le procédé est si douloureux qu'il exige l'anesthésie. Ce sont là des raisons suffisantes pour expliquer qu'il ne soit pas devenu un procédé clinique usuel.

Salles a prétendu fournir un procédé rigoureusement exact de mesure des transverses sur le bassin sec et, en terminant sa thèse, il nous laisse espérer que ses recherches lui permettront peut-être de le transporter sur le vivant. J'ai expérimenté son procédé sur bassin sec avec des résultats médiocres : la discussion mathématique de la méthode conduit aisément à vérifier son inexactitude.

Reste un procédé rigoureusement exact, qui fournit, avec une approximation de quelques millimètres, la valeur du transverse médian d'un bassin : j'ai parlé de la radiographie métrique de M. le professeur agrégé Fabre *(loco citato)*. Malheureusement, il exige un matériel spécial, qui pour le moment limite son usage et l'empêche de constituer un procédé clinique usuel.

En résumé, la pelvimétrie est incapable de nous donner des renseignements assez précis sur la valeur des diamètres transverses. Si nous pouvons trouver une méthode indirecte d'exploration il nous faudra l'accepter si elle est clinique et suffisante.

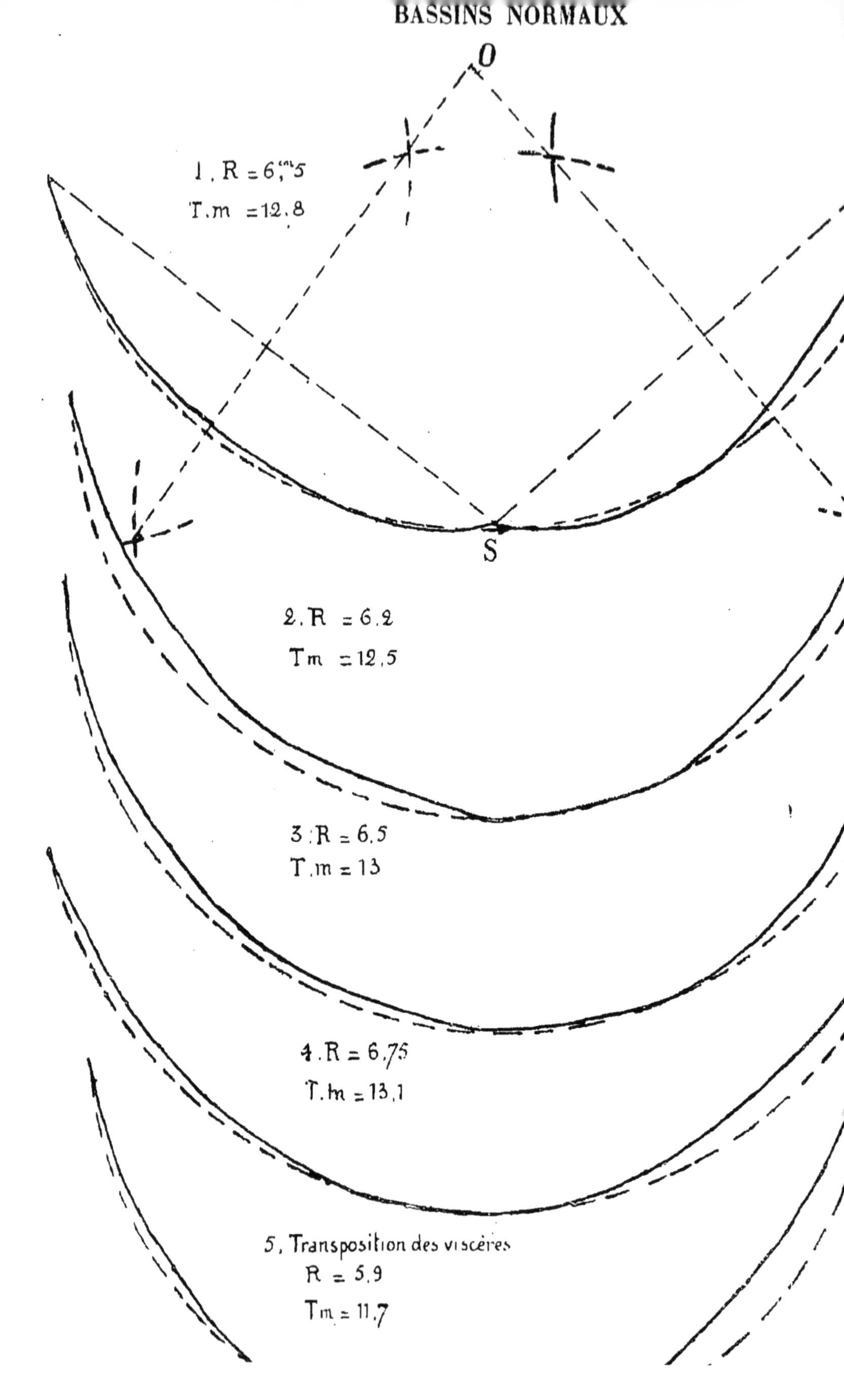
BASSINS NORMAUX
O
1. R = 6,5
T.m = 12.8
S
2. R = 6.2
Tm = 12.5
3. R = 6.5
T.m = 13
4. R = 6,75
T.m = 13,1
5. Transposition des viscères
R = 5.9
Tm = 11,7

CHAPITRE II

RELATION ENTRE LA FORME DE L'ARC ANTÉRIEUR ET LA DIMENSION DU TRANSVERSE MÉDIAN

Bassin normal. — J'ai eu à ma disposition seize bassins qui peuvent être placés dans cette catégorie. Deux seulement se rapprochent de très près du type normal classique, l'un (fig. 1) appartient à la collection de squelettes du Musée d'anatomie. L'autre (fig. 2) a été pris comme type de bassin normal, par M. le professeur Fochier, dans sa communication à la Société obstétricale de France (étude stéréoscopique de l'engagement, 1901). Si l'on écarte les cas extrêmes de bassins trop grands ou trop petits dans leurs transverses, l'arc antérieur normal peut être assimilé à un arc de circonférence. La concordance est exacte en avant, sur une étendue d'arc mesurée par une corde de 5 à 8 centimètres environ. La discordance latérale, le plus souvent partielle, ne dépasse qu'exceptionnellement 3 millimètres. Dans mes tableaux je mesure la concordance par la corde le long de laquelle elle a lieu. La discordance latérale est mesurée par une flèche menée au niveau du point de discordance maxima.

L'arc antérieur normal est assimilable à un arc de 6 cm. 5 environ, correspondant à un transverse médian de 12 cm. 8.

On trouve parmi ces bassins normaux des bassins remarquables par la transition qu'ils fournissent entre les normaux purs et les aplatis d'une part (bassins n° 10, 11 12), les normaux et les transversalements rétrécis (bassins ronds n° 8, fig. 3). A mesure que les valeurs du transverse médian croissent, on voit croître parallèlement les courbures de l'arc antérieur.

Il suffit de lire de haut en bas les deux colonnes Tmc et R. Aa, pour s'en convaincre.

ABRÉVIATIONS :

Tmc signifie transverse médian.
R. Aa — rayon de l'arc antérieur.
Tma — transverse maximum.
Pr Pu — promonto-pubien minimum.
Dr. Aa — droite arc antérieur.
G. Aa — gauche arc antérieur.
Concordance sur signifie concordance le long d'un arc sous-tendu par une corde de.
Discordance — mesurée par une flèche de.

NORMAUX

BASSIN	Pr. Pu.	T*ma*	T*me*	R A*a*	DISCORDANCE moitié droite de l'A*a*	DISCORDANCE moitié gauche de l'A*a*	CONCORDANCE sur
1 (fig. 1)	10,8	13	12,8	6,5	0,1 partielle	0,3 partielle	10,5
2 (fig. 2)	11,9	12,7	12,5	6,2	0,3 totale	0,2 —	3,3
3 (fig. 5)	11	12,3	11.7	5,9	0,1 partielle	0.2 —	5,5
4	12	13,4	12.6	6,2	0,7 totale	0,6 totale	»
5	11	12,8	12,5	6.3	0,4 —	0,1 partielle	5.6
6	10.8	13	12,9	6,4	0,3 —	0,3 —	3.3
7	11,5	13	12,9	6,5	0,4 —	»	8
8 (fig. 3)	13.2	13.2	13	6,5	0,2 —	0,3 —	3,5
9	12,5	13,1	13,1	6,6	0.3 partielle	0,2 —	8,6
10 (fig. 4)	11	13,7	13,1	6,75	0,2 —	0,3 —	3,5
11	11,1	13,6	13,3	6.8	0,3 totale	»	8,5
12	11	14	13,4	6,9	0.3 partielle	0,2 totale	3,5
13	10,9	13,6	13,5	6,9	»	»	totale
14	12,3	14	13,8	6,9	0,2 partielle	0,1 partielle	7.5
15	12,5	14,9	13,8	6,9	0,6 totale	0,6 totale	A*a* angul.
16	12,7	14,3	14	7	0,4 partielle	»	10,5

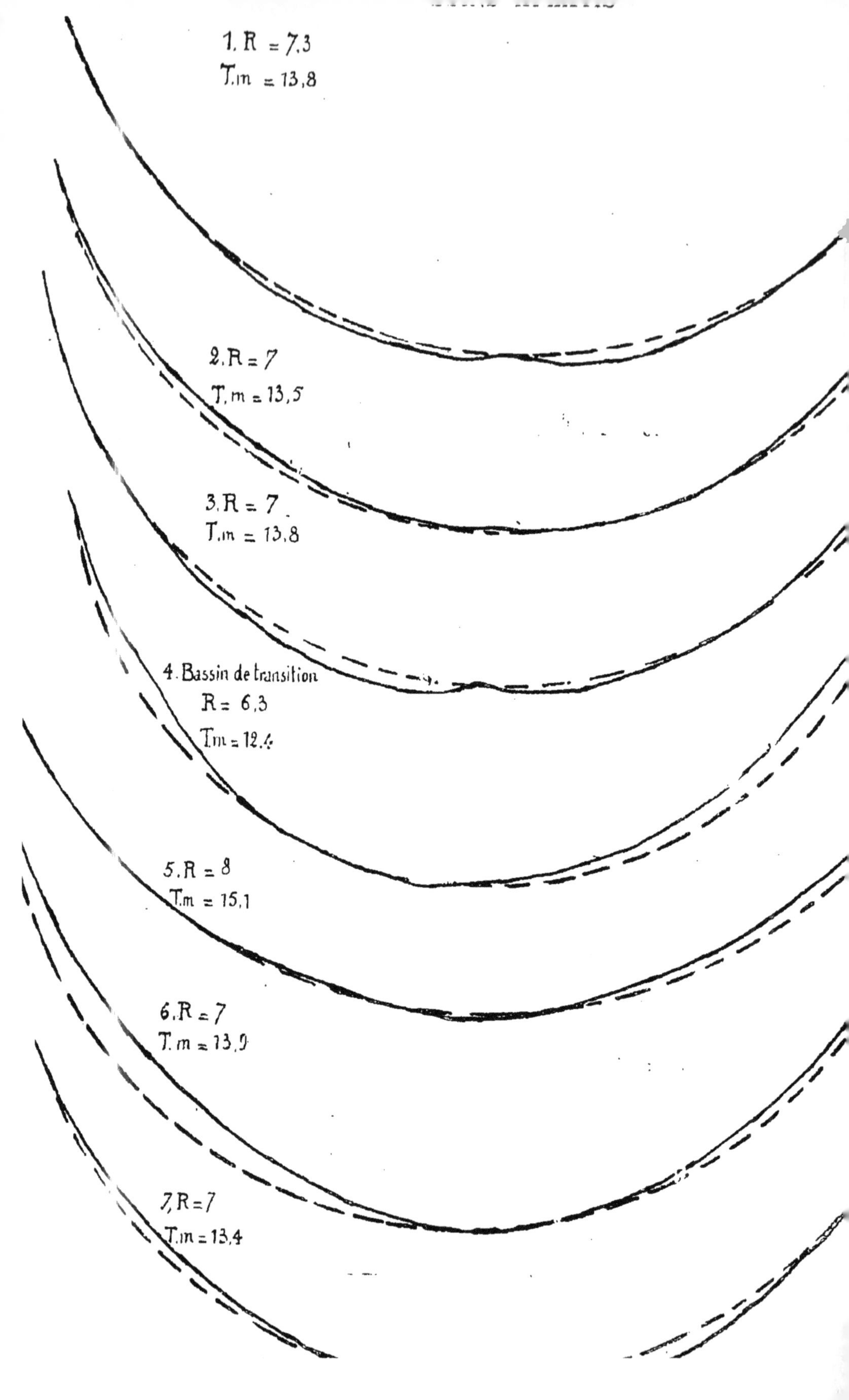
1. R = 7,3
T.m = 13,8
2. R = 7
T.m = 13,5
3. R = 7
T.m = 13,8
4. Bassin de transition
R = 6,3
T.m = 12,4
5. R = 8
T.m = 15,1
6. R = 7
T.m = 13,9
7. R = 7
T.m = 13,4

Bassin aplati. — Les arcs antérieurs des bassins aplatis sont exactement assimilables à des arcs de circonférence dont le rayon varie de 6 cm. 6 à 8 centimètres. Comme nous l'avons vu pour les bassins normaux, à mesure que les rayons de courbure des arcs grandissent, le transverse médian croît proportionnellement. La lecture des deux colonnes Tme et R.Aa le montre clairement.

On remarquera dans ce tableau la fréquence et l'étendue de la concordance.

Lorsqu'il y a discordance, elle est très faible, toujours inférieure à celle des arcs normaux. En somme, l'arc antérieur du bassin aplati est un arc de circonférence de 7 centimètres environ

On remarquera que l'aplati nº 1, fig. 4, est un bassin de passage entre l'aplati vrai et les bassins normaux agrandis dans leurs diamètres transverses.

APLATIS

BASSIN	Pr / Pu	Tma	Tme	R.Aa	DISCORDANCE moitié droite de l'Aa	DISCORDANCE moitié gauche de l'Aa	CONCORDANC[E] sur
1 (fig. 4)	9.5	13,6	12,4	6,3	0,3 partielle	0,3 totale	3,5
2	9,6	13,5	13,1	6,6	0,2 —	0,2 partielle	6
3	10	14	13	6,7	0,2 —	0,1 —	8
4	9,9	13,9	13,1	6,7	0,1 —	»	11,5
5	9,8	13,6	13,2	6,8	»	0,2 partielle	9,5
6	10,3	13,8	13,2	6,8	0,3 —	0,2 —	5
7 (fig. 7)	9,3	14,4	13,4	7	0,2 totale	»	8,2
8	9,6	13,8	13,4	7	»	»	totale
9 (fig. 2)	9.7	14	13,5	7	0,2 partielle	0,1 partielle	6
10	9,8	13,8	13,5	7	»	»	totale
11	9,5	14,1	13,6	7	»	0,2 partielle	10,6
12 (fig. 3)	10,5	14,1	13,8	7	»	0,2 —	12,2
13 (fig. 6)	10,8	14,4	13,9	7	0,5 partielle	0,1 —	3,5
14 (fig. 1)	9,4	14,2	13,8	7,3	»	»	totale
15	9,6	14,5	14,2	7,3	»	0,2 totale	9
16	10	14,7	14,2	7,3	0,2 partielle	»	9,2
17	9,6	15,7	14,4	7,7	0,3 —	0,3 partielle	2,2
18 (fig. 5)	10,5	16,5	15,1	8	»	0,2 —	11,4

Généralement rétréci. — Les arcs antérieurs des bassins généralement rétrécis concordent rarement avec l'arc de circonférence pour que l'assimilation soit légitime. Sept fois sur quinze, la discordance est totale ou subtotale, et souvent, dans ces cas, l'arc antérieur est plutôt angulaire que circulaire. Dans les autres cas, où l'assimilation à l'arc de circonférence est possible, la courbure a 5 cm. 5 en moyenne, et l'on retrouve la croissance proportionnelle entre le rayon de courbure et la valeur du transverse médian.

On s'étonnera peut-être de trouver dans cette classe des bassins 12 cm. 3 et 11 cm. 8 de transverse médian ; ce sont des bassins de transition entre les généralement rétrécis et les normaux. Ils ont aussi un rayon de courbure de 5 cm. 9 à 6 cm. 1, qui n'est ni celui des bassins normaux, ni celui des bassins généralement rétrécis.

BASSINS GÉNÉRALEMENT RÉTRÉCIS

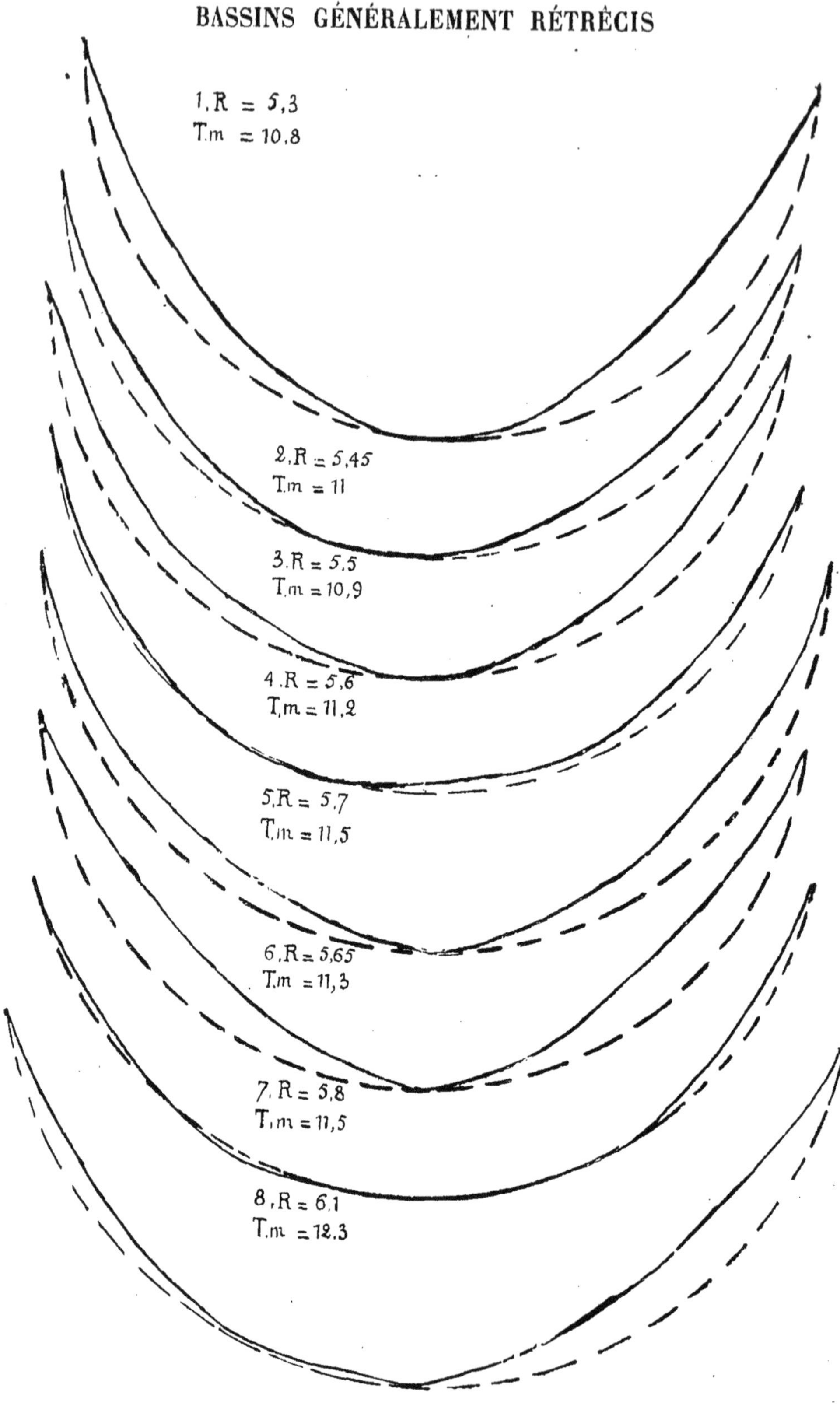

GÉNÉRALEMENT RÉTRÉCIS

BASSIN	$\frac{Pr}{Pu}$	T*ma*	T*me*	R A*a*	DISCORDANCE moitié droite de l'A*a*	DISCORDANCE moitié gauche de l'A*a*	CONCORDANCE sur
1 (fig. 1)	10,2	11,5	10,8	5,3	0,5 totale	0,7 totale	»
2	8,2	11,1	10,7	5,4	0,3 partielle	0,2 partielle	4,5
3 (fig. 2)	9,5	11,3	11	5,45	0,3 subtotale	0,4 subtotale	2
4 (fig. 3)	10,1	11,9	10,9	5,5	0,4 totale	0,5 —	1,5
5 (fig. 4)	9	11,6	11,2	5,6	0,1 partielle	0,3 totale	2,5
6 (fig. 6)	9,6	12,4	11,3	5,65	0,7 totale	0,7 —	Aa angul.
7	8,7	11,8	11,3	5,7	0,2 partielle	0,2 partielle	4
8 (fig. 5)	10,2	11,7	11,5	5,7	0,4 totale	0,5 totale	»
9	10,3	13,5	11,5	5,8	0,5 subtotale	0,4 subtotale	1,5
10	9,1	12,6	11,6	5,8	0,3 totale	0,3 partielle	2,5
11 (fig. 7)	8,9	11,7	11,5	5,8	0,1 partielle	0,2 —	7,0
12	9,1	12,6	11,8	5,9	0,2 —	0,3 totale	3,5
13	9,9	12,6	11,8	5,9	0,2 —	0,5 —	5
14	10	12,6	12,3	6	0,3 —	0,3 —	»
15 (fig. 8)	9,9	13	12,3	6,1	0,3 totale	0,6 —	»

BASSINS APLATIS GÉNÉRALEMENT RÉTRÉCIS

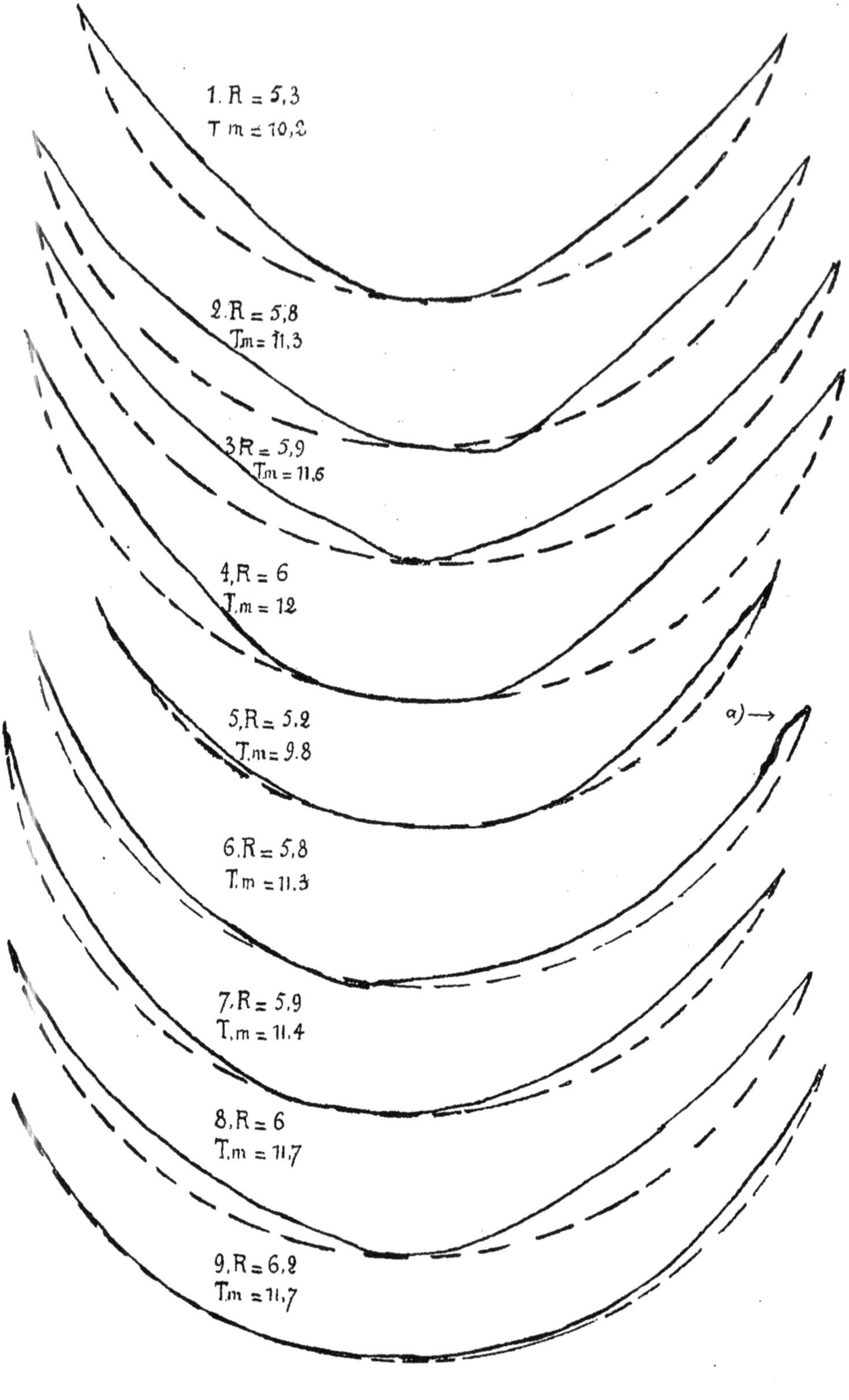

1. R = 5,3
T m = 10,2

2. R = 5,8
Tm = 11,3

3 R = 5,9
Tm = 11,6

4, R = 6
T,m = 12

5, R = 5.2
T,m = 9.8

a) →

6. R = 5,8
T.m = 11.3

7. R = 5.9
T,m = 11.4

8, R = 6
T,m = 11,7

9, R = 6,2
Tm = 11,7

Bassins aplatis généralement rétrécis. — Ces bassins constituent un groupe très complexe.

On peut, avec Michaelis (*das Enge Becken*, p. 132, § 191), y distinguer deux catégories de bassins. « La première dans la quelle chaque os isolément, et notamment les branches du pubis sont fortement courbées et se rapprochent de la forme ostéomalacique.

« La deuxième offre des bassins sans courbure de chaque os en particulier, mais extraordinairement rétrécis dans leurs diamètres transverses, se rapprochant du bassin également et généralement rétréci ».

8 bassins sur 26 sont à la limite de la première catégorie de Michaelis. Ils offrent une projection marquée dans l'intérieur du bassin des cotyloïdes et des branches du pubis sans convexité vraie cependant. Ce sont les bassins n°s 2, 4, 7, 10, 11, 12, 16, 21.

5 bassins n°s 1, 3, 6, 8, 9 rentrent dans la deuxième catégorie.

Restent 13 bassins dont les arcs antérieurs ont de trop grands rayons de courbure pour qu'on puisse les assimiler à des arcs de bassins généralement rétrécis. Ils coïncident bien avec un arc de circonférence. A ce point de vue, les bassins 13, 15, 22, 23, 25 rappellent par leur forme les courbures des arcs antérieurs de bassins aplatis, sauf que leur rayon au lieu d'être de 7 centimètres est de 6 à 6 cm. 5.

Enfin 8 bassins ont des arcs dont la courbure rappelle celle des bassins normaux, ils offrent la discordance de 3 millimètres habituelle à ces bassins.

La complexité du groupe cache un peu la proportionnalité, si nette jusqu'ici, entre le rayon de courbure et le transverse médian. Toutefois, si l'on écarte les bassins de transition ou les bassins de discordance extrême, on saisira par la lecture du tableau ci-joint le même rapport, moins rigoureux mais suffisamment approximatif.

APLATIS GÉNÉRALEMENT RÉTRÉCIS

BASSIN	Pr/Pu	Tma	Tme	R.Aa	DISCORDANCE moitié droite de l'Aa	DISCORDANCE moitié gauche de l'Aa	CONCORDANCE sur
1 (fig. 5)	6,6	12,7	9,8	5,2	»	0,2 partielle	7,3
2 (fig. 1)	7,6	12,7	10,2	5,3	0,6 subtotale	0,5 subtotale	1,5
3 (fig. 6)	8,8	12,9	11,3	5,8	0,2 —	0,3 —	1,5
4 (fig. 2)	8,8	12,5	11,3	5,8	0,6 —	0,6 —	1,7
5 (fig. 7)	8,7	13	11,4	5,9	0,3 partielle	0,3 partielle	2,5
6 (fig. 3)	8,6	13,1	11,6	5,9	0,5 totale	0,5 totale	Aa angul.
7	7,2	13,4	11	6	0,2 partielle	0,2 partielle	4
8	7,8	13,1	11,6	6	0,2 —	0,3 —	2,6
9 (fig. 8)	8,4	13,5	11,7	6	0,3 totale	0,5 totale	»
10 (fig. 4)	9,6	14,1	12	6	0,6 subtotale	0,8 subtotale	2,7
11	6,6	13,7	11,5	6,1	0,3 totale	0,3 totale	»
12	8,4	12,7	11	6,2	»	»	totale
13	7,3	12,2	11,5	6,2	0,3 partielle	»	9
14 (fig 9)	7,4	12,8	11,7	6,2	»	0,2 partielle	8,3
15	7	13,1	11,7	6,2	0,3 subtotale	0,6 totale	1,5
16	6,8	12,7	11,7	6,2	0,3 totale	»	6,4
17	8,9	12,4	12,2	6,2	0,3 —	0,3 totale	»
18	9,6	13	12,2	6,2	0,3 partielle	0,3 partielle	6
19	8,3	13,3	12,2	6,3	0,3 —	0,2 —	3
20	9,7	14	12,5	6,3	0,3 totale	0,5 —	3,5
21	8,3	12,9	11,8	6,35	»	»	totale
22	8,9	12,9	12,4	6,35	»	»	—
23	8,4	12,5	11,1	6,4	»	0,3 partielle	9,5
24	8,4	13,1	12,5	6,5	»	»	totale
25	9,6	13,9	12,7	6,5	0,3 partielle	»	8,5
26	8,6	13,4	12,7	6,7	0,3 —	»	9

BASSINS ASYMÉTRIQUES

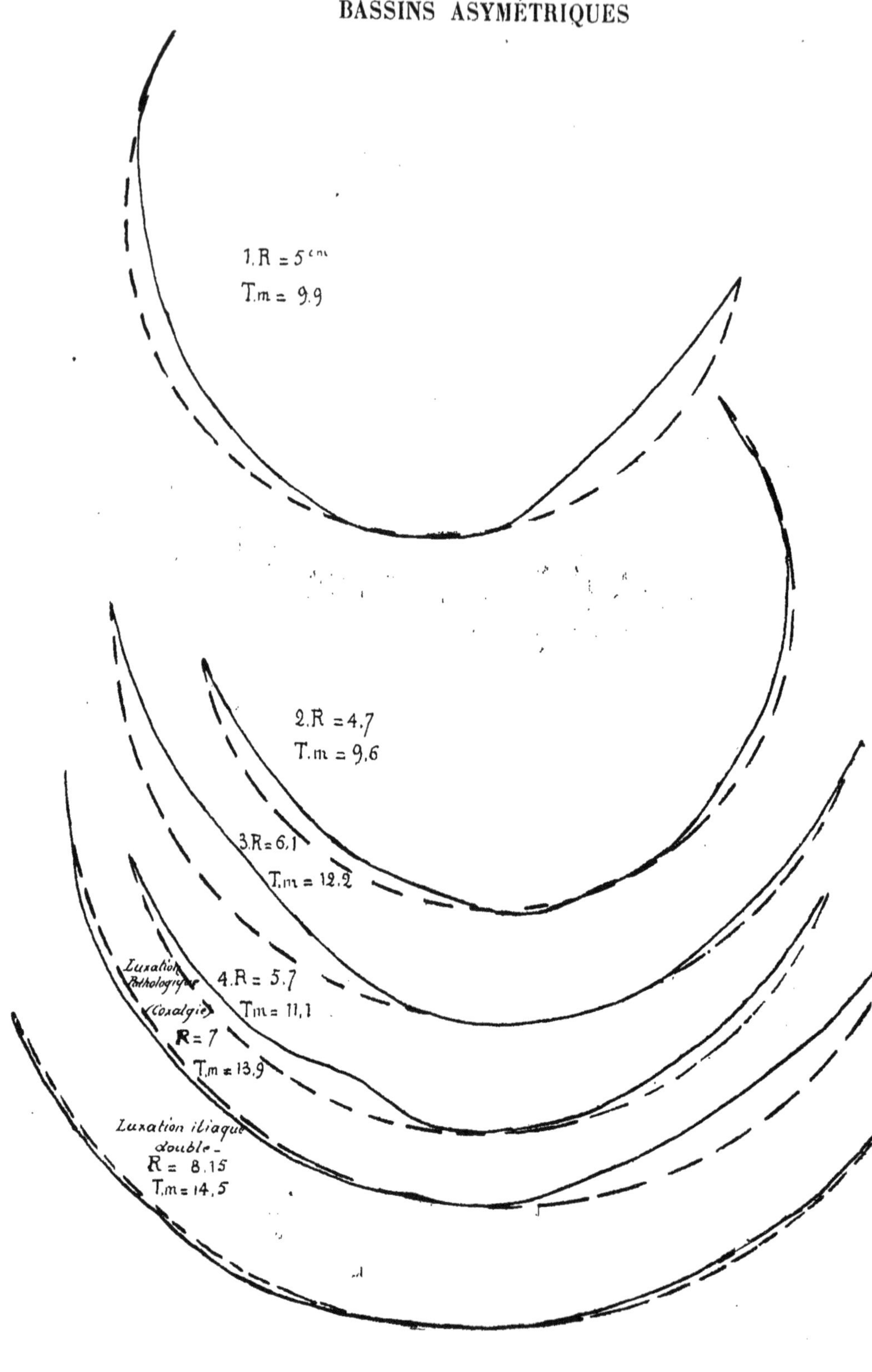

Asymétriques. — La discordance totale et supérieure à 3 millimètres est fréquente dans ces bassins : on la rencontre 8 fois sur 15.

On peut, malgré cela, en tenant compte de la discordance habituelle des bassins normaux, saisir la proportionnalité entre les transverses et les courbures des arcs, comme le montre le tableau ci-joint.

Coxalgiques, cyphotiques, de luxation congénitale. — Les Aa de ces bassins présentent fréquemment (6 fois sur 11) une discordance supérieure à 3 millimètres. Néanmoins le rapport général de croissance proportionnelle entre les transverses médians et les courbures se retrouve encore.

ASYMÉTRIQUES

BASSIN	Pr / Pu	Tma	Tme	R.Aa	DISCORDANCE moitié droite de l'Aa	DISCORDANCE moitié gauche de l'Aa	CONCORDANCE sur
1	6,1	12,3	9,2	4,8	»	0,4 totale	4,5
2 (fig. 2)	10	11	9,6	4,7	0,3 totale	0,2 partielle	3,5
3 (fig. 1)	10,3	11,3	9,9	5	0,4 partielle	0,5 —	3
4	6,8	13	9,9	5,2	0,3 totale	0,4 totale	Aa angul.
5	8	12,9	10,9	5,6	»	0,2 partielle	9
6 (fig. 4)	6,8	12,2	11,1	5,7	0,4 totale	0,2 —	2,5
7	9,5	13,4	11,4	5,7	0,6 —	0,6 totale	Aa angul.
8	8,4	13	11,4	5,8	0,3 —	0,3 —	»
9	10,8	12,6	11,9	5,9	0,5 —	0,4 —	»
10	10,2	13,2	12,1	6,1	0,3 partielle	0,3 partielle	4,5
11 (fig. 3)	10,4	14	12,2	6,1	0,7 subtotale	0,2 —	3,3
12	8,6	13,3	12	6,2	0,1 partielle	0,3 —	6
13	6,8	13,8	11,2	6,3	»	»	totale
14	9,7	14	12,7	6,4	0,2 partielle	0,2 partielle	5
15	12,7	13,9	13,6	6,9	»	0,7 totale	8

BASSINS
DE LUXATION ILIAQUE, COXALGIQUE, CYPHOTIQUE

BASSIN	Pr Pu	Tma	Tme	R.Aa	DISCORDANCE moitié droite de l'Aa	DISCORDANCE moitié gauche de l'Aa	CONCORDANCE sur
1 Luxation iliaque double	9,8	12,2	11,7	6	0,4 totale	0,5 totale	»
2 Cyphotique	10,5	12,2	12,2	6,1	0,5 subtotale	0,6 —	1,8
3 Luxation iliaque double	11,3	13,7	13,3	6,7	0,3 —	0,5 —	2,3
4 Luxation iliaque double	7,4	12,8	12,6	6,7	»	»	totale
5 Coxalgie	8,8	12,9	12,6	6,8	»	»	—
6 Luxation iliaque double	11,1	13,8	13,3	6,8	0,5 partielle	0,3 partielle	4,5
7 Luxation iliaque droite	11,9	14,7	13,8	6,9	0,5 totale	0,7 totale	»
8 Lux. pathol. (fig. 5)	12	14,1	13,9	7	0,1 partielle	0,5 —	2,5
9 Luxation iliaque double	13,3	14,7	14,6	7,3	0,3 totale	0,3 —	»
10 Luxation iliaque droite	9,4	15	13,9	7,5	»	»	totale
11 Luxation iliaque double (fig. 6)	8,3	15,1	14,5	8,15	»	»	—

BASSINS TRANSVERSALEMENT RÉTRÉCIS

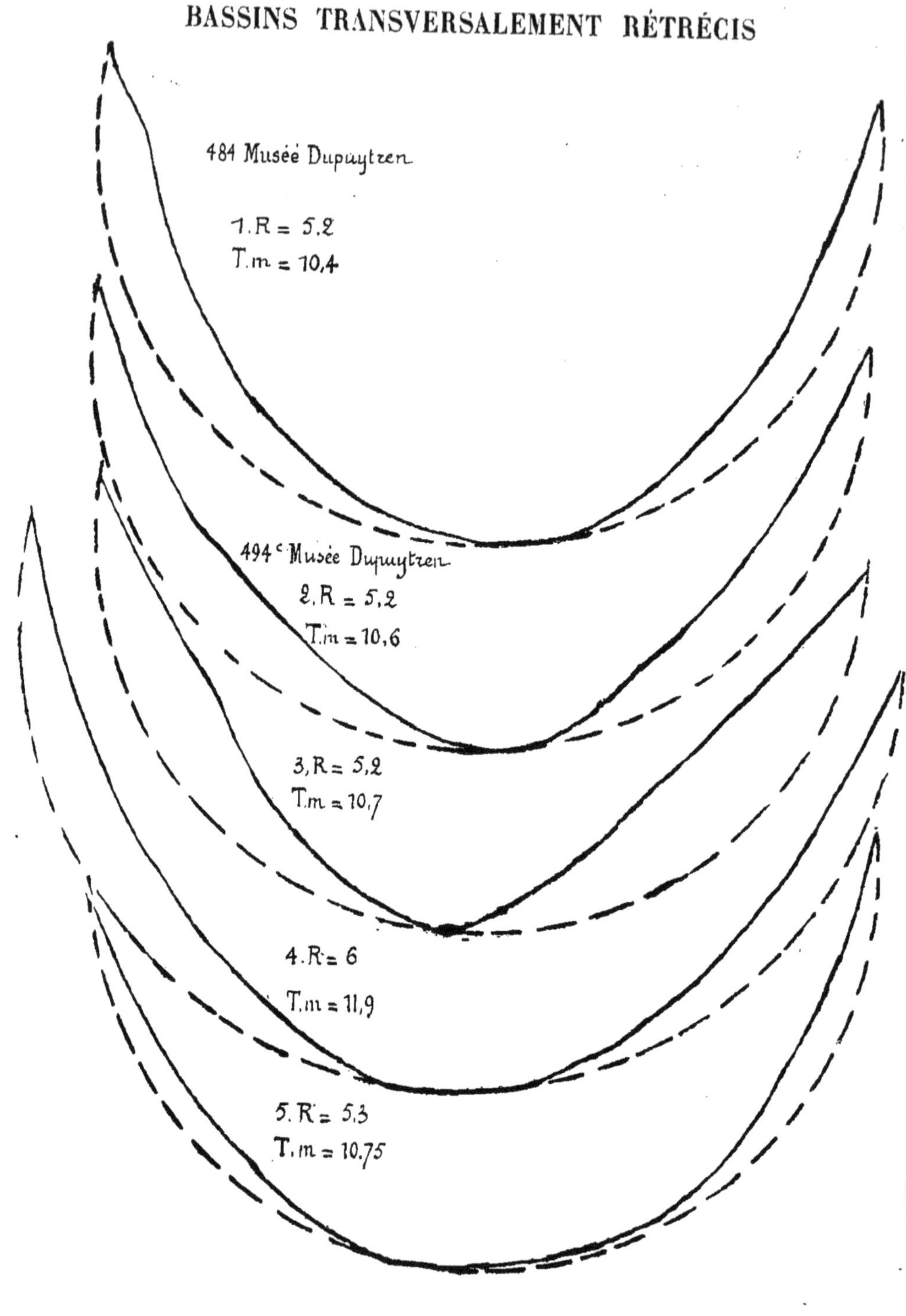

Transversalement rétrécis. — Ces bassins ont des arcs antérieurs bien plutôt angulaires que circulaires. De plus, la circonférence tangente extérieurement à ces bassins est toujours de très petit rayon, 5 centimètres en moyenne pour les plus typiques (Musée Dupuytren). Ici la discordance est telle qu'il serait illusoire de chercher une relation entre cette circonférence et le transverse médian.

TRANSVERSALEMENT RÉTRÉCIS

BASSIN	Pr / Pu	Tma	Tme	R. Aa	DISCORDANCE moitié droite de l'Aa	DISCORDANCE moitié gauche de l'Aa	CONCORDANCE sur
497^B Dupuytren 1	Anat : 12,3 Obst.: 8,6	9,9	Anat.: 7,9 Obst.: 9,6	4,8	totale 0,6	totale 0,3	»
484 Dupuytren 2 (fig. 1)	11,6	10,7	10,4	5,2	— 0,9	— 0,6	»
494^C Dupuytren 3 (fig. 2)	11,5	11,1	10,6	5,2	— 0,9	— 0,8	Aa angul.
4 (fig. 3)	10,6	12	10,7	5,2	— $1^{cm}1$	— 1,2	Aa angul.
5 (fig. 5)	10,7	11	10 75	5,3	part. 0,4	part. 0,3	4^{cm}
Bassin de Sabatier 6	11,1	11,7	11,5	5,7	subtot. 0,5	subtot. 0,6	$3^{cm}3$
7 (fig. 4)	12,6	12,4	11,9	6	— 1^{cm}	— 0,5	2^{cm}

DEUXIÈME PARTIE

L'ARC ANTÉRIEUR SUR LA FEMME ENCEINTE

CHAPITRE PREMIER

APPLICATION DES RÉSULTATS ANATOMIQUES OBTENUS AU DIAGNOSTIC SUR LE VIVANT DES DIFFÉRENTES FORMES DU BASSIN

L'étude anatomique de l'arc antérieur n'aura d'importance pour l'accoucheur que s'il est possible de retrouver en clinique les diverses formes de ces arcs : à quoi nous auront servi ces pénibles constructions géométriques, ces adaptations rigoureusement contrôlées des arcs antérieurs de bassin sec à des circonférences si nous ne pouvons en profiter lorsque nous examinerons le bassin de la femme enceinte ?

Répétons encore une fois les résultats d'ensemble auxquels nous conduisent l'étude de nos 108 bassins secs.

L'**arc antérieur normal** *a une courbure de 6 cm. 5 de rayon* avec concordance en avant le long

PRINCIPAUX TYPES D'ARCS ANTÉRIEURS

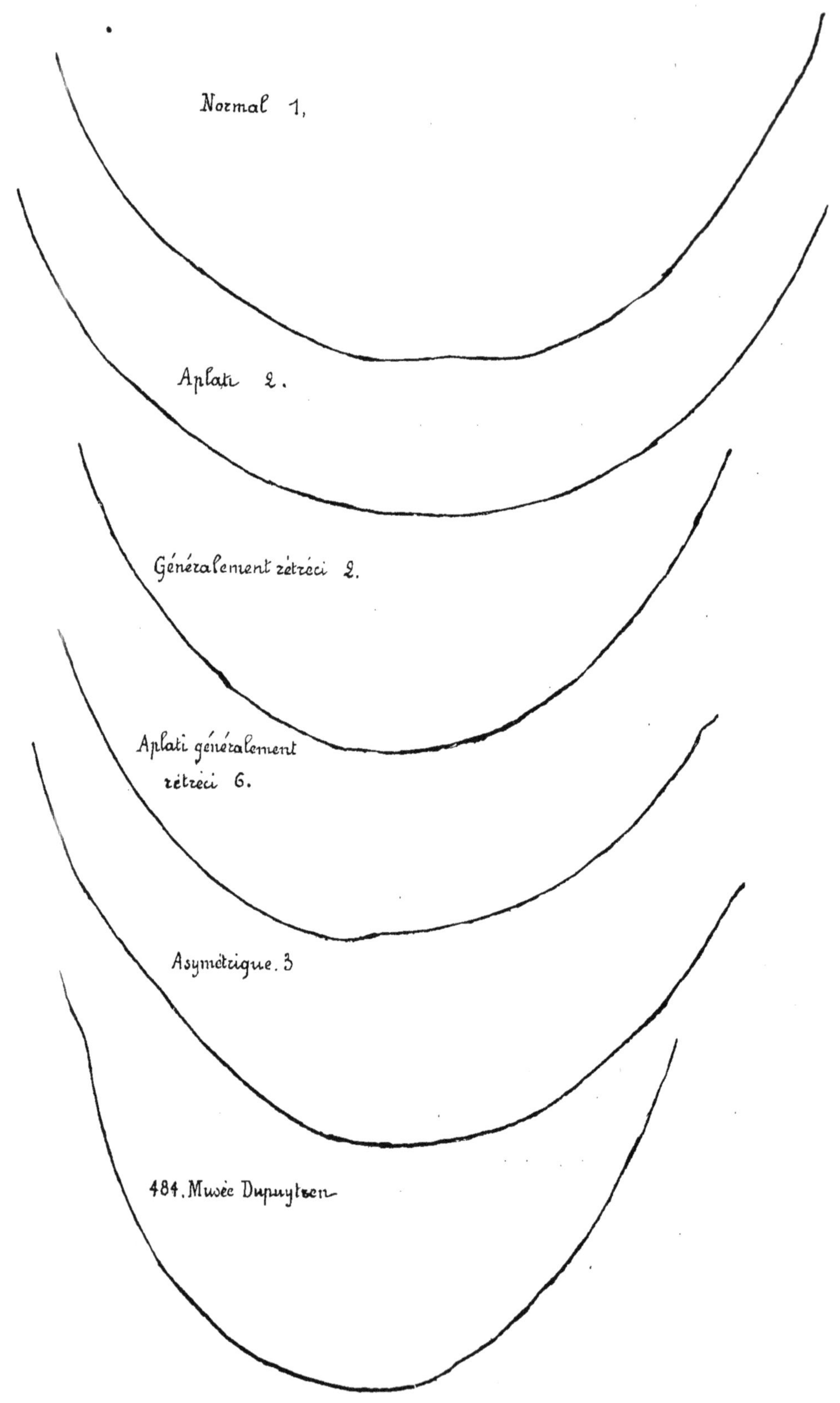

d'un arc de 4 centimètres et discordance de 3 millimètres latéralement. Son *transverse médian a 12 cm. 8.*

L'arc **antérieur d'aplati** a 7 centimètres, avec concordance exacte ou discordance insignifiante. Son transverse médian a 13 cm. 5.

Les **arcs antérieurs de généralement rétrécis** offrent dans la moitié des cas une discordance si complète avec la circonférence qu'ils sont bien plutôt *angulaires* que circulaires. Dans les autres cas, ils peuvent être assimilés à des arcs de circonférence (avec discordance partielle de 3 millimètres) de *rayon 5 cm.5* et transverse médian de 11 cm. 2.

Les **arcs antérieurs d'aplatis généralement retrécis** dans le tiers des cas ont un arc antérieur *angulaire*, dans un cinquième des cas environ présentent des arcs de *généralement rétrécis.* Dans tous les autres cas, ils ont des arcs de circonférence de *5 cm. 6* en moyenne avec transverse médian de *11 cm. 2.*

L'arc **antérieur des transversalement rétrécis** est *angulaire* ou *totalement discordant* avec la *circonférence de 5 centimètres.*

Pour la grande majorité des bassins, à une discordance de 3 millimètres près, le rayon de courbure de l'arc antérieur augmente proportionnellement à la valeur du transverse. La courbe ci-après le prouve péremptoirement, Elle a été construite en prenant les moyennes des principales catégories de bassins. Les rayons de courbure sont portés en ordonnées, les transverses médians en abscisses. Cette courbe permet, étant donné un rayon de courbure de bassin, de trouver le transverse médian qui lui correspond, et inversement.

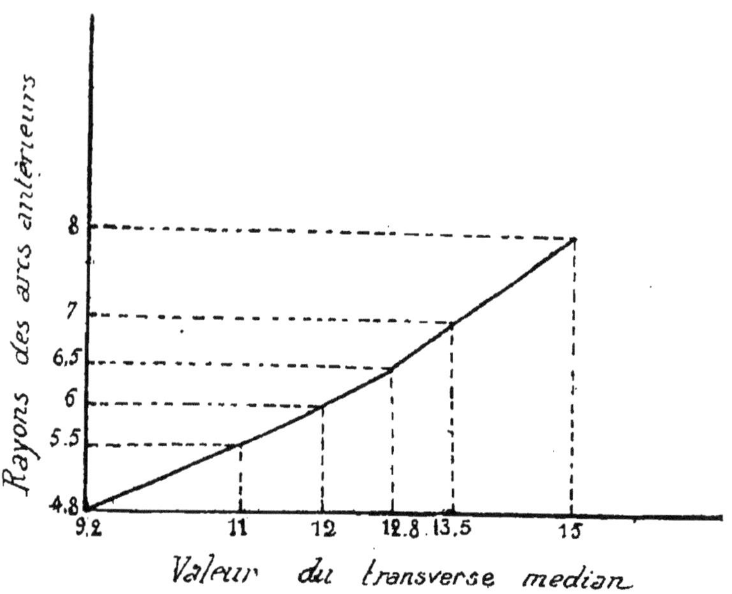

En somme, les courbures des arcs antérieurs ont des rayons variant, dans les cas moyens, de 5 centimètres à 7 centimètres. On me dira, dès lors, que mes recherches si précises sur bassin sec sont bien inutiles, puisqu'elles conduisent à un résultat pratique négatif; comment apprécier en clinique des variations de rayon de 2 centimètres? Lorsqu'il s'agit de comparer la longueur d'un membre fracturé avec le membre sain, alors que l'on a sous les yeux et sous les doigts des repères aussi nets, aussi précis que les malléoles, les apophyses styloïdes, des cliniciens exercés se trompent de 1 centimètre, 2 centimètres. N'est-il pas téméraire de prétendre évaluer des différences de courbure mesurées par 2 centimètres de rayon sur le bassin dont l'exploration se fait à travers une large épaisseur de parties molles, sans le contrôle précieux de la vue? Toute notre étude sur le bassin sec est donc inutile ?

Si nous avons employé le rayon pour définir l'arc, c'est que le rayon est la seule dimension permettant de mesurer les courbures. Dans une étude précise de l'arc antérieur sur bassin sec, il est nécessaire d'employer ce procédé pour comparer avec exactitude l'arc antérieur et le transverse médian. Mais, en clinique, est-ce le rayon d'un arc antérieur que nous chercherons? Ce serait peine perdue; la mesure d'un rayon de circonférence suppose la connaissance du centre de cette circonférence et autant vaudrait chercher la pierre philosophale que le centre de la circonférence assimilable à l'arc antérieur sur la femme enceinte. C'est uniquement le contour de l'arc osseux qu'il nous est possible d'aborder au doigt, c'est sa courbure et non son rayon qui nous renseignera sur la valeur du transverse médian.

Le doigt de l'accoucheur parcourant l'arc antérieur doit donc rechercher la sensation de courbure, notion bien difficile à préciser, comme d'ailleurs il est difficile de rendre par des mots ce qui ressort de la sensibilité. Il est aussi impossible à qui n'a jamais touché d'arc antérieur de se rendre compte de ce que peut être la courbure de ce contour osseux qu'à un aveugle de connaître le rouge : seule une éducation clinique longue et patiente habitue le doigt à percevoir des différences de courbure entre les divers arcs. Je vais essayer de montrer que cette différenciation clinique est possible.

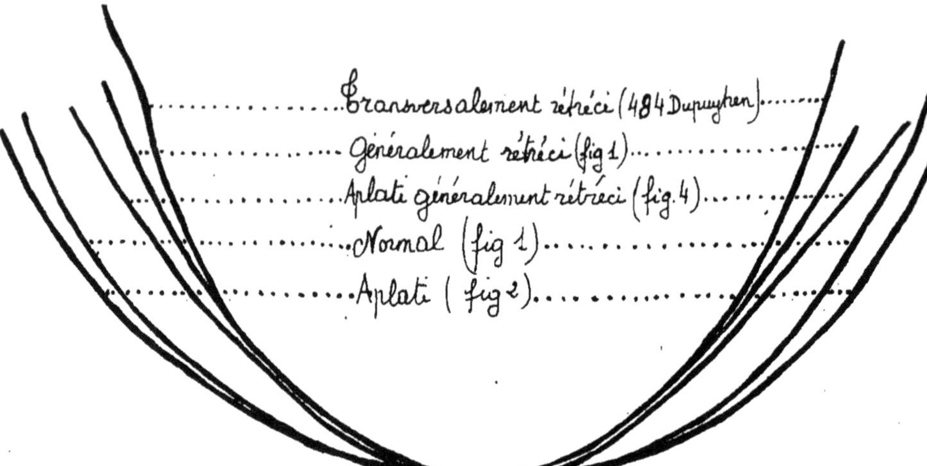

Examinons la figure ci-jointe où sont disposés, tangents au niveau de la symphyse, les arcs antérieurs types de bassins aplati, normal, aplati généralement rétréci, généralement rétréci et transversalement rétréci,

Le doigt qui suit la courbure de l'arc antérieur de bassin aplati a la sensation d'une courbure très faible, devenant presque rectiligne en avant. Aussi loin que le doigt pourra pénétrer le long de l'arc, il aura la même sensation de la même courbure, sans un ressaut, sans aucune modification de sa direction : la continuité des perceptions est parfaite.

L'arc antérieur du bassin normal fourniten avant la même sensation que l'arc antérieur du bassin aplati, mais seulement sur une longueur de 4 à 7 centimètres.

A mesure que le doigt se rapproche des extrémités du diamètre transverse, il éprouvera une modification légère dans sa direction, il sentira une exagération de la courbure, faible, je veux bien; il faudra une habitude clinique longue pour percevoir des changements de courbure aussi peu accentués. Toutefois ce changement de direction, cette discontinuité des sensations recueillies en avant et latéralement, à mesure qu'on se rapproche du diamètre transverse médian est perceptible au doigt exercé.

L'arc antérieur de généralement rétréci fournira au doigt la sensation d'une courbure incomparablement plus forte qur celle des deux arcs précédents. Le doigt parcourt derrière la symphyse une très courte étendue presque plane et aborde ensuite une surface de courbure exagérée: quelle différence avec la sensation fournie par l'arc antérieur de bassin aplati! Ce dernier dirige le doigt dans une direction presque transversale en avant; l'arc de généralement rétréci le conduit, presque d'avant en arrière.

L'arc antérieur d'aplati généralement rétréci fournit à peu près la même sensation que l'arc généralement rétréci: en avant très courte surface presque plane et projection brusque vers l'intérieur du bassin de la branche horizontale du pubis.

Enfin, l'arc antérieur du bassin transversalement rétréci forme un angle si net en avant que le doigt le moins exercé le distinguera du premier coup d'un arc de bassin normal ou aplati.

L'exploration de l'arc antérieur permet donc de distinguer un *arc antérieur normal* s'il donne la sensation recueillie au niveau de l'arc antérieur de bassin normal. C'est un point de comparaison nécessaire pour acquérir la sensation d'*arc antérieur de faible courbure* si le doigt parcourt à son niveau une courbe harmonieuse, continue, presque plane en avant, *l'arc antérieur de forte courbure* projette le doigt vers l'intérieur du bassin, à peu de distance de la symphyse dans une direction plutôt antéro-postérieure que transversale.

A posteriori, de cette donnée clinique recueillie au niveau de l'arc antérieur on peut conclure, l'étude sur le bassin sec le prouve : *si l'arc antérieur est de faible courbure, le transverse médian est agrandi. Si l'arc antérieur est normal, le diamètre est conservé. Si l'arc antérieur est de forte courbure, le transverse médian est diminué.*

Cette conclusion qui tient en deux lignes, à notre long travail sur l'arc antérieur semble de mince importance. En réalité, elle a la plus haute valeur : on s'en convainc si l'on étudie le mécanisme du travail en bassin rétréci dans le livre de Michaelis[1], dont se sont inspirés tous ceux qui, depuis, ont produit des travaux importants sur le bassin rétréci. On ne doute plus alors de l'énorme différence de pronostic entre l'accouchement en bassin aplati où le transverse médian est conservé ou agrandi, et l'accouchement en bassin, généralement rétréci ou aplati, généralement rétréci, où ce diamètre est diminué. Or, nous l'avons

[1] Michaelis, das Enge Becken. (*Keraugegeben von Carl Conrad Theodor Litzman,* 1865.)

vu, en dehors de la radiographie métrique de M. le professeur agrégé Fabre qui exige un matériel spécial, aucun procédé clinique ne permet d'évaluer suffisamment ce diamètre sur la femme enceinte. Force nous est donc d'accepter une méthode indirecte, l'exploration de l'arc antérieur par le toucher.

Ce procédé permet de poser le diagnostic entre un aplati ou un normal d'une part, un généralement rétréci ou un aplati, généralement rétréci de l'autre. Mais permet-il de distinguer entre elles ces deux dernières formes de bassin ? La combinaison de la notion arc antérieur de forte courbure avec la notion promonto-pubien diminué fera ce diagnostic.

Il est très instructif de comparer à ce point de vue les deux tableaux de bassins généralement rétrécis et aplatis, généralement rétrécis.

Tous les bassins de ces deux tableaux ont des arcs antérieurs de forte courbure (à part quelques aplatis, généralement rétrécis de transition).

La seule exploration de l'arc antérieur, si minutieuse fût-elle, ne pourrait fournir que ce résultat : transverse médian diminué beaucoup ou peu, selon que l'arc antérieur est plus ou moins courbe.

Si nous comparons les valeurs du promonto-pubien minimum dans les deux tableaux, nous trouvons que, sur 15 bassins généralement rétrécis, 10 fois le promonto-pubien minimum est supérieur à 9 centimètres, 3 fois il est égal à 9 centimètres ou très voisin de ce chiffre. Une seule fois il est égal à 8 cm. 2.

Sur nos 27 bassins aplatis, généralement rétrécis, 22 fois le promonto-pubien minimum est inférieur à

9 centimètres, 20 fois il est même inférieur à 8 cm. 8

Il est donc permis de dire que, dans la grande majorité des cas, si le bassin dont on cherche la forme, a un arc antérieur de forte courbure avec promonto-pubien minimum supérieur à 9 centimètres, le bassin est généralement rétréci. Si, avec un arc antérieur de forte courbure il y a un promonto-pubien minimum inférieur à 9 centimètres, c'est un bassin aplati, généralement rétréci.

Nous pouvons mettre maintenant en évidence l'importance clinique de l'arc antérieur. Elle ressort nettement de l'insuffisance diagnostique du promonto-pubien minimum. Que signifie cliniquement une diminution du promonto-pubien minimum?

Sur cette seule donnée, on présumera aussi bien un bassin aplati que généralement rétréci ou aplati, généralement rétréci. Pris isolément, ce renseignement n'a aucune valeur pour le pronostic et la conduite à tenir, étant donné la facilité possible d'un accouchement en bassin aplati, même jusqu'à 8 centimètres dans un promonto-pubien minimum.

Que signifie conservation du promonto-pubien minimum? Bassin normal ou agrandi. On en tirait un bon pronostic, il y a encore quelques années. Les difficultés redoutables survenues au cours d'accouchements en bassin transversalement rétréci, sont venues prouver l'inexactitude de cette déduction clinique.

L'exploration isolée de l'arc antérieur est-elle plus instructive que celle du promonto-pubien minimum? Arc antérieur normal ou de faible courbure signifie bassin normal ou aplati, et comporte, dans la majorité des cas, un bon pronostic. Arc antérieur de forte courbure signifie toujours bassin rétréci, pronostic à réserver.

La combinaison des deux procédés d'exploration du bassin permet alors de préciser, et de ranger le bassin examiné dans une catégorie clinique comportant chacune un pronostic et une ligne de conduite spéciaux :

Arc antérieur normal avec promonto-pubien conservé signifie bassin normal.

Arc antérieur de faible courbure avec promonto-pubien diminué signifie bassin aplati.

Arc antérieur de faible courbure avec promonto-pubien conservé signifie bassin transversalement rétréci.

Arc antérieur de faible courbure avec promonto-pubien supérieur à 9 centimètres signifie bassin généralement rétréci.

Arc antérieur de faible courbure avec promonto-pubien inférieur à 9 centimètres signifie bassin aplati, généralement rétréci.

Arc asymétrique, promontoire hors du plan médian du corps fera dire bassin asymétrique, d'où conclusions complexes (voir thèse de Thévenot, *l'Engagement dans les bassins asymétriques*, Lyon).

CHAPITRE II

EXPLORATION CLINIQUE DE L'ARC ANTÉRIEUR

Comment obtient-on ces résultats sur la femme enceinte par le toucher de l'arc antérieur? La femme est placée en position obstétricale, afin que, sans tourner autour du lit, l'opérateur puisse toucher successivement des deux mains. L'index et le médius de la main droite, par exemple, sont introduits dans le vagin ; leur pulpe vient prendre contact avec la face postérieure de la symphyse pubienne qu'elle explore d'abord.

Sur la ligne médiane les doigts perçoivent un petit cordon résistant, cylindrique, se dirigeant à peu près verticalement derrière la symphyse, et d'ailleurs assez mince pour ne gêner en rien l'exploration de la face postérieure de la symphyse : c'est l'urètre.

Le doigt quittant ensuite la ligne médiane parcourt de droite à gauche, puis de gauche à droite les branches horizontales du pubis : il y a là une surface à peu près plane dont le doigt apprécie l'étendue. Puis, quittant la région moyenne de l'arc antérieur, les deux doigts explorent la ligne innominée aussi loin qu'ils peuvent atteindre. Ils apprécient le refoulement de cette ligne dans l'intérieur du bassin, plus ou moins marqué selon la forme du détroit supérieur. En un mot,ils rendent compte de la courbure de l'arc qui peut être redressée jusqu'à la rectitude.

Dans les bassins obstétricaux que nous avons eus à notre disposition nous n'avons jamais vu la ligne innominée, sauf dans l'asymétrique, fig. 4, former dans l'intérieur du bassin une convexité au lieu d'une concavité.

Lorsque les deux doigts de la main droite se sont rendu un compte exact de la moitié gauche de l'arc antérieur, l'index et le medius de la main gauche répètent la même exploration pour la moitié droite. Les deux mains se remplacent sans temps d'arrêt, afin que, de la comparaison des sensations fraîchement recueillies par chaque main, la notion de symétrie ou d'asymétrie s'impose à l'observateur.

Telle est cette exploration dont le manuel opératoire est très simple, l'exécution facile. Seule la déduction à en tirer, pour être exacte, exige une longue expérience. Il faut habituer le doigt à la sensation que donne l'arc antérieur normal, se familiariser avec sa courbure, sa légère projection sur les côtés, au voisinage du transverse médian. C'est là le terme de comparaison essentiel à acquérir, qui permettra de reconnaître l'arc antérieur de faible courbure — et de conclure transverse médian augmenté — lorsque le doigt parcourra la longue surface presque plane, la courbure régulière, sans projection, du bassin aplati, et au contraire permettra d'affirmer un arc antérieur de forte courbure — et de conclure transverse médian diminué — lorsque le doigt parcourt une ligne innominée qui projette le doigt très près de la symphyse vers l'intérieur du bassin, dans une direction presque antéro-postérieure. Si le doigt est habitué à la courbure de l'arc antérieur normal, ce qui est possible à tout stagiaire d'accouchement, le jour où il se trouvera en contact avec un arc antérieur de bassin rétréci, il saura le reconnaître.

TROISIÈME PARTIE

L'ARC ANTÉRIEUR PENDANT L'ACCOUCHEMENT

CHAPITRE PREMIER

ACTION DIRECTRICE DE L'ARC ANTÉRIEUR SUR LA POSITION ET L'ATTITUDE DE LA TÊTE FŒTALE DANS LE BASSIN NORMAL ET DANS LES BASSINS PATHOLOGIQUES.

Lorsque la tête vient prendre contact au niveau du détroit supérieur, elle rencontre en arrière le promontoire, saillie osseuse, et en avant l'arc antérieur, portion d'arc de circonférence dont nous connaissons la forme, les dimensions, que nous avons explorés. Le promontoire ne peut agir sur la tête que pour la projeter en avant ou l'écarter à droite ou à gauche; l'arc antérieur lui offre, au contraire, sa courbure osseuse; il l'oblige à s'accommoder à sa forme, à mettre à son contact une région dont la courbure est comparable à la sienne. Si la tête ne se plie pas à ces exigences, l'arc antérieur la déforme ou l'écrase : lorsque la plus grande circonférence de la présentation s'est modelée sur le contour osseux antérieur du bassin, la tête franchit le détroit supérieur.

L'étude de l'arc antérieur pendant l'accouchement comprendra deux parties : dans la première, nous étudierons l'engagement de la tête non modelée par l'arc antérieur; dans une seconde partie, nous verrons comment la tête se modèle sur l'arc antérieur, quelles sont les déformations de la tête produites par cette partie du détroit supérieur. Dans chacune de ces parties, nous étudierons le mécanisme dans les diverses classes de bassins que l'exploration clinique permet de diagnostiquer.

Action de l'arc antérieur dans le bassin normal. — La tête s'engage en oblique et offre aux aires oblique gauche ou oblique droite sa circonférence sous-occipito-frontale. C'est la portion de circonférence voisine du sous-occiput et de l'angle postéro-inférieur du pariétal qui entre en contact avec l'arc antérieur. Essayons d'assimiler cette partie du contour sous-occipito-frontal à un arc de circonférence. Sur la circonférence sous-occipito frontale, publiée par M. Varnier et reproduite dans la thèse de Jamin, cette région a un rayon de 6 cm. 5 avec discordance légère. Or, le bassin normal a de 6 cm. 2 à 6 cm 5 de rayon. On voit donc que la tête fœtale, en position oblique et en flexion simple, accommode admirablement son contour à celui de l'arc antérieur.

Cette donnée très générale, l'adaptation de la tête à l'arc antérieur a été démontrée par M. le professeur Fochier, dans son étude stéréoscopique de l'engagement[1]. « En O. I. G. A., dit-il, l'arc antéro-latéral du détroit supérieur, de l'éminence iléo-pectinée gauche à la symphyse sacro-iliaque droite et même jusqu'au promontoire, a sensiblement la même forme que le contour corespondant de la circonférence occipito-frontale. Il n'y a que trois saillies, la protubérance occipitale et les deux bosses frontales qui tendent à déborder sur le contour osseux.

« En O. I. D. P., la concordance (appelée synclitisme par les partisans du grec) entre la circonférence maxima de l'attitude intermédiaire et le plan du détroit supérieur est presque mathématique, et l'on peut voir que l'arc antéro-latéral du détroit supérieur présente rigoureusement la forme de la circonférence occipito frontale, lorsque l'occiput est en arrière De l'éminence iléo-pectinée gauche à la symphyse du pubis, il y a une surface plane pour le front. La partie correspondante de la symphyse présente une concavité pour la bosse frontale gauche, et l'arc latéral droit concorde avec le contour de l'ovoïde cranien, pendant que le sinus sacro-iliaque semble modelé sur la convexité occipitale. Cette similitude de forme, allant jusqu'à emboîter les reliefs des bosses frontales et de la protubérance occipitale externe, explique bien comment l'engagement des occipito-postérieures se produit assez souvent sans flexion, alors que la flexion est la règle dans les occipito-antérieures. »

En O. I. D. A., dans un bassin parfaitement symétrique, tout se passe comme il vient d'être décrit pour

[1] *Annales de la Société obstétricale de France*, 1901, p. 107.

l'O. I. G. A., en répétant pour la droite ce qui a été dit pour la gauche. Lorsqu'il existe une légère dyssymétrie, M. le professeur Fochier montre son influence sur l'engagement. « La similitude de forme n'existant plus d'une façon aussi rigoureuse que dans l'O. I. G. A. et surtout dans l'O. I. D. P., l'engagement de la circonférence occipito-frontale sera plus difficile.... et ce défaut d'adaptation paraît tenir exclusivement, pour le bassin représenté, à une légère dyssymétrie entre le pubis droit et le pubis gauche. Une variation, difficile à apprécier sur le vivant, peut donc amener de grandes différences dans le mécanisme du travail. »

Dans ce bassin à arc antérieur légèrement dyssymétrique, « l'engagement en O. I. D. P. est encore plus difficile à cause du rapport qu'affecte la bosse frontale droite avec la saillie du pubis droit ».

Action de l'arc antérieur dans le bassin aplati. — Dans ce bassin l'engagement se fait en position transversale avec attitude intermédiaire : la circonférence occipito-frontale s'engage. Dans sa moitié antérieure, ce contour de tête peut être assimilé, avec légère discordance, à un arc de circonférence de 7 centimètres (circonférence de MM. Farabœuf et Varnier), 7 cm. 4 (circonférence de Jamin), 7 cm. 8 (circonférence prise avec le procédé de la lame de plomb au Laboratoire de la Clinique obstétricale). Or, les arcs antérieurs de bassins aplatis ont une courbure de rayon variant entre 6 cm. 6 et 8 centimètres. Puisque les circonférences de tête sous-occipito-bregmatique et sous-occipito-frontale ont respectivement 4 cm. 5 et

6 cm. 5 de rayon en moyenne, on voit que c'est bien l'occipitofrontale qui occupe le mieux la courbure que lui offre l'arc antérieur. Corrélativement, elle profitera au maximum du diamètre transverse conservé.

L'étude du mécanisme de l'engagement dans les bassins rétrécis avait, d'ailleurs, conduit Jamin[1] à affirmer le même fait. Cherchant les conditions nécessaires et suffisantes pour l'engagement en bassin aplati, il en trouve trois :

« La première, primordiale : conservation de la longueur transverse.

« La deuxième, secondaire en apparence, la forme de l'arc antérieur au détroit supérieur. La troisième, le rapprochement ou l'éloignement du transverse par rapport au promontoire. »

La troisième condition se ramène à la deuxième. Car, « pour faciliter l'engagement du front, non seulement le diamètre transverse devra être assez éloigné du promontoire pour permettre la coïncidence du transverse du bassin avec l'occipito-frontal, mais les bosses frontales, ou plutôt la bosse frontale antérieure devra rencontrer assez d'espace en avant pour s'engager. Cela nous ramène à l'étude de notre première condition secondaire, à la forme de l'Aa. du bassin.

« Cette forme, très importante à considérer dans tous les bassins rétrécis, présente ici un intérêt tout particulier, car, suivant qu'elle est favorable ou non, on peut avoir les plus grandes difficultés ou un accouchement très facile. Si la courbe de l'Aa. est bonne, elle

[1] Jamin, interne de la Cliniq. obstétricale, thèse de Lyon 1889.

permet à la tête de s'adapter très exactement à son niveau, elle donne plus de large à la distance sacro-cotyloïdienne et, en même temps, à la distance qui sépare l'éminence iléo-pectinée de l'aileron du sacrum, dans laquelle doit se loger un grand diamètre, le bipariétal. En un mot, elle permettra un passage facile à la partie postérieure de la tête. Son action ne se fait pas moins sentir du côté du front; supposons, en effet, l'arc antérieur plus ou moins déformé. On voit facilement que la saillie de la bosse frontale ne trouve plus une place suffisante pour se loger. Si cette dernière ne peut subir de réduction suffisante, elle sera forcément repoussée en arrière plus ou moins loin, suivant les nécessités; l'occiput entraîné par ce mouvement de rotation viendra en avant. Cette évolution défavorable et nécessitée par le redressement de l'arc pelvien fera perdre les bénéfices énormes du travail en bassin aplati. L'engagement cherchera à s'effectuer suivant un diamètre oblique, le grand diamètre transverse ne sera pas occupé dans toute son étendue, et une partie de l'aire pelvienne restant inutilisée et inutilisable, la tête ne trouvera plus une place suffisante à son passage.

« On assistera à un travail de bassin généralement rétréci dans un bassin aplati, et dans les conditions les plus défavorables possible, car ici la réduction du diamètre à occuper est plus accusée que dans aucun bassin généralement rétréci. »

Et plus loin, comme conclusion, « l'arc antérieur est la véritable caractéristique du bassin aplati ».

Pour assister au mécanisme de l'adaptation de la tête à l'arc antérieur dans le bassin aplati, il suffit de se reporter aux vues stéréoscopiques et aux déductions qu'en tire M. le professeur Fochier *(loc. cit.)*.

Action de l'arc antérieur dans le bassin généralement rétréci. — Dans ce bassin l'engagement se fait en oblique avec flexion qui amène « un diamètre occipito-pariétal (de l'écaille de l'occipital à la partie antérieure du pariétal postérieur) en rapport avec le conjugué vrai, le pariétal antérieur glissant plus ou moins derrière la branche horizontale du pubis », Jamin (p. 22). Ce glissement derrière la branche horizontale du pubis se poursuivra jusqu'au moment où l'accommodation à l'arc antérieur de la partie antérieure de la tête sera obtenue. Si la tête ne glissait derrière la branche horizontale du pubis que jusqu'à la flexion simple, elle offrirait à l'arc antérieur une circonférence de 6 cm. 5 environ, nous l'avons vu plus haut. Elle ne pourrait donc s'accommoder l'arc antérieur qui a 5 cm. 5 en moyenne. La flexion s'exagère jusqu'à la sous-occipito bregmatique, qui lui offre une courbure de 5 cm. 6 environ (circonférence publiée par Jamin), de 4 cm. 5 (circonférence publiée par Farabœuf et Varnier), 4 cm. 95 (circonférence que nous avons prise au Laboratoire par la méthode de la lame de plomb). La concordance de l'arc antérieur à la plus grande circonférence de la présentation est obtenue : l'engagement est possible.

On se rend encore mieux compte de ce fait par l'étude stéréoscopique de l'engagement (Fochier, *loc. cit.*).

Action de l'arc antérieur dans les aplatis

généralement rétrécis. — La première catégorie de ces bassins signalée par Michaelis, pseudo-ostéomalaciques par déformation considérable de l'arc antérieur, est inutilisable pour la tête fœtale, ce qui donne lieu à des particularités dans l'accouchement que Jamin a bien mises en lumière (thèse, p. 40 à 45).

Dans la deuxième catégorie, l'arc antérieur, quoique permettant l'accouchement, le rend encore difficile. Jamin insiste sur ce point dans sa thèse, mais par la seule considération des diamètres respectifs de la tête et du bassin ; il semble un peu perdre de vue l'importance de la forme même de l'arc osseux. Or, il est facile de mettre son rôle en évidence avec le bassin de la planche XIX de Jamin et la circonférence sous-occipito-bregmatique de Farabœuf et Varnier, par exemple, qui a 4 cm. 5 de rayon. Transportons une circonférence de 4 cm. 5 au contact de l'arc antérieur de la planche XIX. Son contour s'adapte rigoureusement au contour osseux, puisque l'arc antérieur de ce bassin a 4 cm. 8 de rayon environ. Au niveau du promontoire, au contraire, la tête déborde de plusieurs millimètres. Une réduction du diamètre bipariétal, dont on sait l'irréductibilité, est nécessaire ; l'accouchement sera difficile, mais c'est le seul mécanisme que permette la forme de l'arc antérieur.

« On peut prévoir, d'après ce qui précède, combien les bassins de cette catégorie sont dangereux, même avec un conjugué relativement peu réduit. Avec ce même conjugué, un arc antérieur favorable et un transverse normal, on aurait peut-être eu un accouchement plus facile qu'un accouchement normal. On voit combien la recherche du conjugué est insuffisante et peut conduire à des erreurs d'appréciation graves dans leurs conséquences possibles. » (Jamin.)

Action de l'arc antérieur dans les bassins asymétriques. — Thevenot, dans son étude du détroit supérieur de bassin asymétrique met en évidence le rôle de l'asymétrie de l'arc antérieur : «Au point où la surface pectinéale va se continuer avec le corps du pubis, nous constatons sur le pourtour du détroit supérieur un changement brusque de direction assez accentué pour amener à peu près dans tous les cas la formation d'un angle obtus. Cette formation angulaire est plus importante qu'elle ne le paraît au premier abord. Son angle d'ouverture est généralement tel qu'il est occupé complètement et d'une façon très exacte par la bosse pariétale antérieure quand la tête s'engage dans le diamètre court, l'occiput en avant, ou par la bosse frontale antérieure quand la tête passe dans le même diamètre, mais avec l'occiput en arrière. Grâce à cette disposition, la tête utilise très exactement tout l'arc antérieur, la portion de la tête située en arrière de la bosse pariétale passant contre la surface pectinéale aplatie, la portion de la tête située en avant de la bosse pariétale passant le long de la symphyse pubienne et de la moitié large du bassin. »

Je ne m'étendrai pas davantage sur l'action de l'arc antérieur dans les bassins asymétriques, puisque je ne donne pas dans mes tableaux la valeur des diamètres obliques et des cotyloïdes, dimensions capitales dans l'étude de ces bassins.

Action de l'arc antérieur dans les bassins transversalement rétrécis. — La forme de l'arc antérieur ne permet à la tête de s'adapter qu'en antéro-postérieure. En effet, l'arc antérieur n'a qu'un rayon de 5 centimètres environ et il est le plus souvent angulaire. Il ne saurait donc admettre un autre contour de tête que celui de l'occiput (4 à 5 centimètres). Il ne recevra même le front dans sa concavité qu'en rétropulsant la tête en masse vers le promontoire, ce qui inutilise la partie médiane de l'arc antérieur, le milieu du front ne pouvant pas prendre contact avec elle.

CHAPITRE II

MODELAGE, DÉFORMATIONS DE LA TÊTE FŒTALE PAR L'ARC ANTÉRIEUR. ENCLAVEMENT (PARAGOMPHOSE)

Nous venons de voir comment l'arc antérieur oblige la tête dans les diverses sortes de bassin à lui offrir une circonférence de courbure comparable à la sienne. Les phénomènes ne se passent pas toujours aussi simplement : la tête ne peut pas dans tous les cas s'adapter à l'arc antérieur. Que la tête soit trop grosse pour le bassin où elle s'engage, que le bassin soit trop rétréci pour la tête qui se présente, peu importe : si la tête ne peut ni par flexion progressive, ni par déflexion, ni par oscillation plus ou moins complexe faire contenir sa circonférence dans celle de l'arc antérieur ce dernier entrera en lutte contre elle pour la modeler, la briser ou l'enclaver.

Michaelis a précisé les conditions dans lesquelles se produisent ces déformations de la tête. Je ne peux mieux faire que de citer à ce sujet toute son étude sur l'enclavement. J'en ai le droit sans sortir de mon sujet. Il est facile de voir en effet que l'arc antérieur est le facteur principal de cet arrêt particulier de la tête. Le promontoire, simple point saillant dans le bassin ne provoquerait à lui seul qu'une inclinaison. Pour qu'il y ait enclavement il faut, sans doute, que la circonférence d'engagement soit arrêtée par le promontoire, mais aussi surtout que cette circonférence, de rayon supérieur à celui de l'arc antérieur, prenne contact à frottement dur avec toute la surface de ce dernier. La disproportion entre la circonférence d'engagement et la courbure de l'arc antérieur est donc bien la cause principale de l'enclavement.

Dans quelques passages l'étude de Michaelis [1] sur l'enclavement paraîtra une sorte de hors-d'œuvre à notre sujet ; je les cite cependant à cause de la grande autorité de l'auteur et parce que son livre n'a jamais été traduit en français.

« **Ce qu'on appelle enclavement de la tête** ». — « La manière unique de comprendre le phénomène qu'on appelle Einklemmung, Einkeilung, tête enclavée, incuneatio, paragomphosis, a été déjà critiquée par moi dans la partie historique. Baudelocque, créateur de la notion de l'enclavement de la tête, a montré que le trop grand degré de pression spontanée que la tête subit dans le bassin est une manière d'être spécifique complètement distincte des phénomènes analogues ; en outre il a fait voir que les efforts spontanés de la nature sont impuissants. Non seulement on n'a pas conservé dans la suite, cette manière de voir rigoureuse, c'est-à-dire qu'on a admis différents degrés d'enclavement, mais encore on a donné une fausse signification au mot

[1] Michaelis, *das Enge Bercken*, p. 241 à 245. Je n'ai pas traduit le paragraphe 298.

enclavement parce que la seule manière de voir exacte n'a pas trouvé partout une approbation unanime : à savoir que l'enclavement est dans le bassin rétréci un événement nécessaire et curatif et que l'art, en dehors des opérations destructives, n'a aucun moyen de l'empêcher en dehors du forceps qui met fin à cet enclavement en l'exagérant au dernier degré pour un moment.

« La manière de voir opposée est encore prédominante, mais ne peut se soutenir sans difficulté dès que l'on envisage dans leurs relations vraies et naturelles tous les phénomènes qui accompagnent les positions de tête différentes et les modifications de forme de la tête dans les bassins rétrécis.

« On peut conclure, c'est d'accord avec l'expérience, que même dans des bassins très étroits, la tête est comprimée à un point tel qu'on peut l'appeler tête « enclavée » ; mais beaucoup plus souvent la tête prend par la pression du bassin une position appropriée à ce bassin et, secondairement, des modifications multiples de sa forme. Ce n'est que dans des conditions très spéciales qu'il se produit un enclavement de la tète.

« Pour faire comprendre en peu de mots ma manière de voir au lecteur, je veux préciser les deux manières extrêmes dont se comporte la tête dans des circonstances peut être plus nettement tranchées qu'on ne le trouve dans la nature : à savoir un extrême où la tête est passive et se laisse déformer, un autre extrême où la tête résiste par sa force élastique. Le premier cas, dans lequel la forme de la tête reste modifiée par des chevauchements, des flexions et des enfoncements des os du crâne, est de beaucoup le plus fréquent dans la nature.

La tête, quand elle a été déformée, ne donne que peu de résistance dans le passage à travers le rétrécissement, et même cette résistance est nulle quand la tête a subi une dépression localisée en forme de cuillère. Bien plus, la tête peut être à ce moment à l'aise et mobile.

« Les phénomènes, sous l'influence desquels se produisent les déformations de la tête n'ont jamais un caractère brutal; dans quelques cas, ces déformations se produisent, même jusqu'à l'enfoncement profond des os, avec des phénomènes si peu évidents, que l'accoucheur est tout à fait surpris par ce qu'il découvre sur cette tête de nouveau-né. Dans la plupart des cas, on n'observe qu'un retard à l'entrée de la tête dans le bassin, alors que, pour le reste, l'accouchement est à peine rendu plus difficile, de telle sorte qu'on est porté à attribuer les lésions de la tête à une force extérieure que cette tête aurait supportée pendant la grossesse. Mais je tiens cette dernière opinion comme peu fondée dans la plupart des cas publiés.

« Dans le cas précédent il ne peut être question d'enclavement de la tête. C'est dans le cas contraire, quand la tête a opposé une résistance élastique et active à la pression dans le bassin qu'il s'agit d'enclavement. Dans ce cas, la tête n'est pas déformée du tout ou insuffisamment par rapport à l'étroitesse du bassin. Les phénomènes qui signalent le début de cet enclavement sont toujours éclatants.

« Souffrances violentes dans les reins, violentes douleurs expulsives, arrêt complet de la tête, formation d'une grosse bosse séro-sanguine, gonflement des parties maternelles se produisent dès le début; plus tard les douleurs disparaissent, et à leur place se produit une poussée périodique inefficace. La sortie de l'enfant est toujours douteuse et, pour la mère, elle est dangereuse à cause de la lésion des parties molles par une pression prolongée ; même, dans les cas extrêmes, les symphyses du bassin sont dilatées et arrachées.

« Les conditions dans lesquelles la tête s'enclave ont trait moins à la structure de la tête qu'au genre de rétrécissement du bassin. Dans les bassins aplatis il se produit rarement un enclavement. Toute la force des douleurs agit dans ce cas sur un seul point de la tête qui se trouve sur le promontoire ; les têtes même les plus solides ne résistent pas à cette impulsion dirigée sur un seul point. La tête chevauche dans ses sutures, le pariétal est aplati dans les têtes les plus dures, enfin il se produit une déformation en cuillère. Dans ces conditions la bosse séro-sanguine est ordinairement insignifiante.

« La résistance active, élastique, se montre la plupart du temps dans les bassins généralement rétrécis, avec des têtes dures et rondes ; cependant, il faut noter l'influence prépondérante du bassin. Car la majeure partie de la force élastique d'une tête, même longue et molle, est employée à résister jusqu'à son passage complet. C'est que la pression n'agit pas sur un seul point, mais au moins sur la circonférence d'une section ; la force de pression est même obligée de modifier toute la forme du crâne, parce que la tête ne résiste pas ici en un seul point en contact avec le bassin, mais par tout son contenu, comme une vessie remplie, car la conséquence de la pression répartie sur une grande surface est de diminuer toute la cavité cranienne.

« Très rarement, même dans le cas où la tête est très molle, toute l'élasticité de la tête s'épuise avant son passage. Dans ces circonstances se produit une grosse bosse séro-sanguine. Dans la pratique, la plupart des cas sont intermédiaires à ces deux extrêmes. Cependant la déformation passive existe plus fréquemment ; ceci explique pourquoi les phénomènes de l'encastrement ont rarement le caractère brutal qu'on croit nécessaire quand on a affaire à un bassin rétréci. On s'explique ainsi — je ne crois pas trop dire — la méconnaissance ordinaire d'un bassin rétréci pendant l'accouchement ; de même enfin, la rareté des cas que l'on peut appeler enclavement, en prenant le mot dans sa signification vraie, quand on ne veut pas renoncer à ce mot ambigu.

« On pourrait encore appeler enclavement l'encastrement dans le rétrécissement du bassin d'une tête qui résisterait à un haut degré. Mais pour que l'image du coin soit appropriée à cet état, il faudrait que la tête fût plus forte que le bassin, celui-ci étant le plus faible, et que, le combat terminé, le bassin ait cédé. Mais très rare est cette issue, à savoir la rupture de la symphyse. Si l'on peut admettre dans certains cas que le bassin ait un peu cédé, c'est cependant la tête qui cède le plus. Une tête qui serait assez forte pour que la force des douleurs ne puisse la réduire n'entrerait jamais dans un bassin trop petit pour elle, ne serait jamais enclavée.

«... On cherche beaucoup trop les causes de l'enclavement dans une position anormale de la tête. Je ne veux pas nier la possibilité de cette cause, mais je crois qu'il faut presque n'en pas tenir compte dans le cas du bassin rétréci, parce que, dans ce cas, la tête ne peut pas arriver à l'enclavement si elle n'a pas une position favorable pour ce bassin ; mais j'ai montré plus haut que cette position doit être tout autre que dans le bassin normal. On regarde encore toujours l'enclavement sous un trop mauvais jour, alors qu'on devrait le reconnaître inévitable dans certaines conditions, mais aussi nécessaire pour terminer l'accouchement ; par suite il est désirable.

« Ces considérations nous amènent à chercher dans notre pratique à obéir à cette nécessité de l'enclavement et à ne pas l'empêcher. Les règles dans ce cas sont restées très indécises, sauf peut-être les indications de la version. Cependant on peut dans ce cas poser la règle de rendre plus régulières les douleurs, de défendre toute intervention. Plus précises sont les prescriptions relatives à la conduite à tenir dans l'enclavement constitué. Il s'agit, dans la plupart des cas, de terminer l'accouchement par le forceps ou la perforation. Je n'ai pas besoin d'insister sur l'inutilité des efforts qui cherchent à empêcher la production d'un enclavement. Je vais dire dans quelques règles ma manière de voir à propos du traitement de l'enclavement lui-même.

« 1° L'enclavement, pour se produire, n'a pas besoin d'un aide artificiel, parce que c'est un processus naturel nécessaire pour la terminaison de l'accouchement.

« 2° On n'offrira d'aide à la mère dans ce cas que s'il y a danger imminent de cause locale ou de cause générale. La longue durée de cet état sera par elle-même une indication à terminer promptement l'accouchement, parce que les parties molles de la mère comprimées peuvent se gangrener.

« 3° Le danger que court l'enfant ne sera jamais une indication pour la terminaison artificielle de l'accouchement, parce que chaque intervention artificielle ne peut qu'augmenter le danger que court l'enfant.

« 4° Dans la discussion pour savoir si une intervention sera réellement curatrice pour la mère, il ne faut jamais alléguer que le plus fort enclavement ne peut être vaincu par les forces naturelles. Les plus fortes douleurs ont plus d'action qu'une intervention quelconque. Mais, là où manquent ces douleurs, il faut naturellement intervenir.

« 5° L'application du forceps ne peut pas supprimer directement l'enclavement qui est au contraire d'abord augmenté ; tous les inconvénients que l'on craint par cet enclavement sont pour un moment accrus ; tout ce que l'on gagne, c'est d'abréger la durée de cet état.

« 6° La perforation peut seule supprimer directement l'enclavement et, une fois que l'enfant est mort, il faut immédiatement et sans manœuvre préalable au forceps l'employer dès que la mère est en danger.

« Il me reste encore à dire quelques mots sur le diagnostic de l'enclavement : un seul signe à mon avis, la position solide et immobile de la tête, la durée de l'immobilité de celle-ci, est nécessaire, mais quand il est seul, il est trompeur. Il faut en plus faire d'abord une recherche avec toute la main, et je ne crois pas nécessaire de reprendre ici ce que l'on peut trouver plus haut là où je l'ai décrit. »

Cette étude synthétique du mécanisme général des déformations de la tête va nous faire comprendre le mécanisme particulier à chaque classe de bassin rétréci.

Dans les Bassins aplatis. — Michaelis nous l'a dit, une tête même résistante se modèlera sur l'arc antérieur. Ce modelage donne à la tête une forme qui met bien en évidence le rôle capital de l'arc antérieur dans le bassin aplati. La circonférence occipito-frontale prend la forme d'un *haricot* dont le hile est produit par l'enfoncement, dû au promontoire, de la partie antérieure du pariétal postérieur ; la convexité s'est modelée sur la courbure de l'arc antérieur, la tête en reproduit exactement la forme, tandis que, en arrière, sur les côtés de l'enfoncement par le promontoire, la tête ne prend pas contact avec les sinus sacro-iliaques. C'est là une déformation si commune et si caractéristique que la tête en haricot est — si l'on peut dire — la signature du bassin aplati sur le nouveau-né.

Ce mécanisme est heureusement adapté aux difficultés de l'accouchement. Grâce à lui on peut voir passer dans des bassins à bon arc antérieur, c'est-à-dire de faible courbure, malgré un promotopubien rétréci jusqu'à 7 centimètres, des enfants pesant plus de 3 kilog.

Il se produit dans le travail en bassin aplati des inclinaisons qui influent sur l'accouchement. Il nous faut en parler, car c'est la malléabilité de la tête sur l'arc antérieur qui en domine le pronostic.

Lorsqu'il y a des inclinaisons en arrière, c'est-à-dire

présentation du pariétal antérieur, les régions fracturables irréductibles de la tête, bosses frontale et pariétale, échappent à l'arc antérieur. C'est la région voisine de la suture écailleuse, un peu malléable, qui se fixe sur l'arc antérieur. Tandis que tout l'effort utérin est employé à creuser sur la tête une gouttière verticale au contact du promontoire, en avant se forme une autre gouttière longitudinale et horizontale par pénétration de l'arc antérieur dans la circonférence de tête qui s'engage. On voit ces gouttières qui dessinent la forme de l'arc antérieur persister trois ou quatre jours sur certaines têtes d'enfants.

Michaelis avait bien vu cette déformation. Il la décrit ainsi (p. 159) : « Pendant cet engagement de la tête, on trouve chaque fois une puissante déformation qui consiste en une pression du promontoire qui enfonce le pariétal profondément par derrière, tandis qu'en avant la région de la suture écailleuse est toujours fortement pressée et parfois tellement courbée par le bord des pubis (Schambeinrand) qu'on trouve le long de cette suture un long sillon transversal. » Il en décrit de façon originale le mécanisme (p. 158) : « L'entrée de la tête dans le bassin a lieu exclusivement par la descente du côté de la tête située en arrière. En avant, la suture écailleuse s'applique fortement contre le bord de la symphyse (Schambogen), autour duquel la tête *roule dans le bassin* comme autour d'un point fixe ».

Michaëlis connaissait parfaitement aussi les présentations du pariétal postérieur. Il nous dit à ce sujet (p. 160) : « Une des situations de la tête *les moins fréquentes* et les plus difficiles qui puissent se produire en bassin aplati est celle dans laquelle ce n'est pas le pariétal antérieur, mais le pariétal postérieur qui plonge au détroit supérieur. « La tête peut-elle entrer dans le bassin en cette position? Je ne le crois pas.

« ...Le diagnostic se fait par la suture sagittale au contact des pubis et par les deux fontanelles au voisinage des trous obturateurs. Pour ne pas confondre ces fontanelles avec les fontanelles latérales, aller chercher avec la main ou la moitié de la main l'oreille postérieure au contact du promontoire. »

Pourquoi ce pronostic grave inhérent aux présentations du pariétal postérieur? Le promontoire a été doublé par la bosse pariétale postérieure, mais au contact de l'arc antérieur, au niveau surtout des éminences iléo-pectinées viennent heurter les deux bosses frontale et pariétale irréductibles. Alors, si les douleurs sont violentes, si surtout on applique une cuiller de forceps sur la bosse frontale antérieure, se produisent des enfoncements, des fractures du frontal par l'arc antérieur. Le Musée de la clinique obstétricale possède plusieurs pièces remarquables à ce sujet.

La conséquence pratique importante, c'est l'application néfaste d'une cuiller de forceps sur la bosse frontale antérieure dans les présentations du pariétal postérieur. Il ne faut pas redouter alors, si l'intervention est nécessaire, d'appliquer le forceps contrairement à l'une des règles classiques, puisque la face sera prise dans la courbure pelvienne de l'instrument : la cuiller postérieure est appliquée sur la bosse frontale postérieure; la cuiller antérieure, sur la mastoïde antérieure (Fochier, *Communication à la Société obstétricale*,

1897). On franchit ainsi le détroit supérieur, mais, dès que la tête est dans l'excavation, on se rend compte que la branche du forceps, située en avant, frotte contre la branche ischio-pubienne, menaçant de sectionner la muqueuse vaginale. On désarticule et on fait une prise normale dans l'excavation.

Cependant, l'accoucheur doit avoir toujours présents à l'esprit les bienfaits du modelage naturel de la tête sur l'arc antérieur et le promontoire. Il doit tout faire pour le favoriser : l'application d'une cuiller de forceps sur les régions antérieures de la tête, même sur l'apophyse mastoïde antérieure, *a fortiori* sur la bosse frontale antérieure, toujours saillante, gênera cette adaptation heureuse de la circonférence occipito-frontale à l'arc antérieur. Voilà la cause de la supériorité de la version sur le forceps : la traction sur les pieds met en contact avec l'arc antérieur la circonférence occipito-frontale et laisse la tête se modeler librement d'après les résistances qu'elle rencontre au niveau de l'arc antérieur et du promontoire. Le forceps, même avec lacs, oblige la tête à obéir à autre chose qu'aux seules résistances du bassin.

Aussi, ne faut-il pas oublier qu'en bassin aplati, huit fois sur dix environ, l'accouchement sera spontané, le médecin n'a donc qu'à surveiller l'accouchement; et n'intervenir que s'il y est absolument forcé; le plus souvent, l'intervention n'aura lieu que dans l'excavation.

Déformations de la tête par l'arc antérieur en bassin aplati généralement rétréci. — Dès que l'arc antérieur a une forte courbure, même avec un promonto-pubien aussi long que dans les aplatis, le pronostic s'assombrit brusquement. Ce fait tient à l'irréductibilité des régions en contact avec l'arc antérieur et le promontoire. La bosse pariétale irréductible, non refoulable, est en contact avec l'arc antérieur. La flexion nécessitée par la diminution du transverse médian corrélative à l'arc antérieur de forte courbure est cause de ce rapport fâcheux. D'énormes difficultés mécaniques vont surgir.

Une modification heureuse, par flexion secondaire, peut venir améliorer le pronostic : une obliquité légère, par rotation autour d'un axe vertical, pourra faire éviter, le promontoire en arrière à la bosse pariétale postérieure, et mettra en contact avec l'arc antérieur dans la direction du promonto-pubien minimum une région plus modelable, la région voisine de la suture coronale. L'arc antérieur repousse alors en masse la bosse frontale antérieure et la région occipitale ; ces deux parties de la tête vont occuper une partie des sinus sacro-iliaques jusque-là inutilisée, tandis que le promontoire, fournissant à l'arc antérieur contre-pression, enfonce la région située à son contact. Ainsi se retrouve, malgré la flexion dans le bassin aplati généralement rétréci, la déformation en haricot des têtes malléables.

L'accouchement est alors possible, mais non sans un modelage considérable, qui dans certains cas de mécanisme complexe a été décrit sous le nom de distorsion latérale (Dorhn). Mais dans ces cas, l'action du promontoire et de l'arc postérieur intervient notablement.

Le modelage peut être poussé à l'extrême ; parfois, la bosse frontale tout entière s'aplatit contre l'arc antérieur, le frontal dans son ensemble bascule autour du rebord orbitaire résistant, et c'est la voûte orbitaire, mince, qui se fracture. Enfin, je rappellerai que la rupture du sinus longitudinal a été signalée deux fois par Litzmann[1].

Même dans le cas de présentation du pariétal antérieur, le pronostic est grave. Il est pire encore dans le cas de présentation du pariétal postérieur. Alors, toute la partie antérieure de la tête déborde au-dessus du pubis : la tête, coincée entre le promontoire et l'arc antérieur, ne peut s'engager. Au contact de l'arc sont deux régions dures, non malléables, la bosse frontale et la bosse pariétale ; un frottement énorme se produit, et le plus souvent il y a arrêt du travail.

Dans le bassin généralement rétréci, comme dans le bassin normal, l'arc antérieur n'intervient dans la déformation que pour fournir une contre-pression à l'arc postérieur et au promontoire.

Pour être complet sur les déformations que peut imprimer l'arc antérieur à la tête, il faut signaler le bourrelet symphysaire, qui joue parfois, vis-à-vis de la tête, le rôle d'un promontoire en miniature et signe son passage sur le crâne. Néanmoins ce fait est rare ; les bourrelets symphysaires saillants existent surtout dans les bassins aplatis généralement rétrécis, où la tête ne prend qu'un contact peu accusé avec la sym-

[1] Litzmann. Traduction Thomasset, sous la direction de M. le professeur Fochier, page 74.

physe, par suite de la disproportion très fréquente entre le volume de la tête et la forme de l'arc antérieur.

Il me faut signaler encore les lésions produites sur le crâne de l'enfant par les crêtes osseuses que l'on rencontre parfois sur l'arc antérieur des bassins rachitiques. Michaelis en cite une observation typique (Beobachtung, V, p. 163) : Dans un bassin aplati avec présentation du pariétal postérieur en O. I. G. T. qu'il put transformer en présentation du pariétal antérieur « le promontoire avait froissé la peau sur l'angle antérieur du pariétal gauche, tout près de la grande fontanelle, aplati les os et cet aplatissement s'étendait encore jusque sur le frontal. Un endroit mâché, circonscrit, blessé, était porté par le parietal droit, à 1 pouce derrière la bosse pariétale ; ici aussi, l'os même pouvait avoir souffert. Cette place se trouvait contre le bord supérieur des pubis on contre la symphyse qui portait peut-être une crête particulièrement tranchante comme ce n'est pas rare en bassin rétréci. La femme et l'accoucheuse assuraient que les têtes de tous les enfants antérieurement nés avaient présenté pareilles places de compression. »

Enfin, pour terminer. je signalerai l'arrêt possible du travail par pincement de la lèvre antérieure du col entre l'arc antérieur et la tête. Ce phénomène survient surtout chez les multipares à paroi abdominale lâche ou chez les femmes à symphyse haute, redressée, faisant saillir le bord de l'arc antérieur dans l'intérieur du bassin. La position génupectorale et le refoulement de la lèvre antérieure du col mettront fin, le plus souvent à cet arrêt du travail par l'arc antérieur.

CONCLUSIONS

I. L'arc antérieur est la partie du détroit supérieur située en avant du transverse médian.

II. Le transverse médian est la droite qui joint les deux points d'intersection du détroit supérieur avec le *plan* perpendiculaire au promonto-pubien minimum en son milieu.

III. L'arc antérieur est la région du bassin qui fournit le plus de notions pour le diagnostic de la forme du détroit supérieur et pour le pronostic de l'accouchement dans les rétrécissements pelviens, comme l'enseigne M. le professeur Fochier.

IV. Sur le bassin sec il y a proportionnalité entre la courbure de l'arc antérieur et la valeur du transverse médian :

Bassin aplati, courbure 7 centimètres ; transverse médian 13 cm. 5.

Bassin normal, courbure 6 cm. 5 ; transverse médian 12 cm. 8.

Bassin aplati généralement rétréci, courbure 5 cm. 6 ; transverse médian 11 cm. 2.

Bassin généralement rétréci, courbure 5 cm. 5 ; transverse médian 11 centimètres.

Bassin transversalement rétréci, courbure 5 centimètres ; transverse médian 10 centimètres.

V. Sur la femme enceinte, les différences de courbure entre les diverses formes d'arc antérieur sont perceptibles au doigt.

Courbure normale = transverse médian conservé = bassin normal.

Courbure faible = transverse médian agrandi = bassin aplati.

Courbure forte = transverse médian diminué = bassin rétréci dans le sens transversal, quelle que soit la valeur du promonto-pubien minimum.

VI. La combinaison de la forme de l'arc antérieur et de la valeur du promonto-pubien minimum permet de faire le diagnostic entre les bassins aplatis généralement rétrécis et transversalement rétrécis : si la courbure de l'arc antérieur est forte et que le promonto-pubien minimum soit normal, on a affaire à un bassin transversalement rétréci.

Si la courbure de l'arc antérieur est forte, le promonto-pubien minimum inférieur à 10 centimètres et supérieur à 9 centimètres, le bassin est généralement rétréci. Si la courbure de l'arc antérieur est forte et le promonto-pubien minimum inférieur à 9 centimètres, le bassin exploré est un aplati généralement rétréci.

VII. Pendant l'accouchement l'arc antérieur impose à la tête une position et une attitude qui amènent la circonférence céphalique la mieux adaptée à la forme de l'arc antérieur à son contact et, réciproquement, la position et l'attitude de la tête permettent le diagnostic de la forme de l'arc antérieur :

Position transversale avec attitude intermédiaire signifie arc antérieur de faible courbure, bassin aplati.

Position oblique avec flexion simple signifie arc antérieur de courbure normale, bassin normal.

Position transversale avec flexion forcée signifie arc antérieur de forte courbure, bassin aplati généralement rétréci.

Position oblique avec flexion forcée signifie arc antérieur de forte courbure, bassin généralement rétréci.

Position antéro-postérieure avec flexion signifie arc antérieur de forte courbure, bassin transversalement rétréci.

VII. Après l'accouchement, la forme de l'arc antérieur est encore dans certains cas décelable sur la tête de l'enfant d'après la déformation constatée.

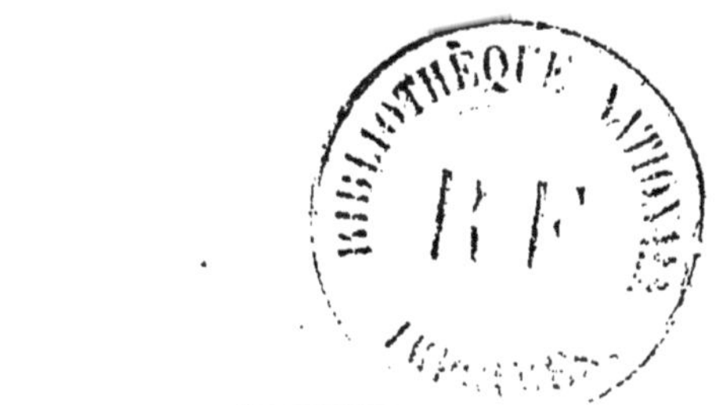

ERRATA

Des circonstances indépendantes de la volonté de l'auteur ayant précipité l'impression du manuscrit, quelques erreurs se sont glissées dans le texte. Le lecteur voudra bien les corriger.

Page 18, ligne 7, *au lieu de* au plan transverso pubien, *lire* ou plan transverso-pubien.
— 20, — 6, — au milieu du promonto-pubien, *lire* au promonto-pubien.
— 21, — 3, — -sin symétrique, *lire* -sin asymétrique.
— 21, — 11, — au plan, *lire* au plan X.
— 21, — 17, — sont coupées, *lire* se sont coupées.
— 23, — 22, — concours élevé, *lire* concours des perpendiculaires élevées
— 28, — 5, — (normaux ronds fig 3), *lire* (normal rond, fig. 3) d'autre part.
— 33, — 2, — concordent rarement, *lire* concordent trop rarement.
— 33, — 12, — des bassins 12 cm. 3, *lire* des bassins ayant 12 cm. 3.
— 37, — 16, — nos 7, 10, 11, 12, 16, 21, *lire* nos 6 (fig. 3), 9 (fig. 8), 10 (fig. 4), 11, 15, 20
— 37, — 17, — nos 1, 3, 6, 8, 9, *lire* nos 1 (fig. 5), 3 (fig 6), 5 (fig. 7), 7, 8.
— 37, — 23, — 13, 15, 22, 23, 25, *lire* 12, 14 (fig. 9), 21, 22, 24.
— 49, — 12, — transverse médian de 11 cm 2, *lire* transverse médian de 11 centimètres.
— 53, — 19, — conduit, presque, *lire* conduit presque.
— 54, — 17, — qui tient en deux lignes, *lire* qui tient en quelques lignes.
— 54, — note — (Kerausgegeben, *lire* (Herausgegeben.
— 54, 27, — aplati, généralement rétréci, *lire* aplati généralement rétréci.
— 55, — 9, — —
— 55, — 16, — —
— 55, — 18 à 19 — —
— 55, — 26, — 10 fois le promonto-pubien, *lire* 11 fois le promonto-pubien.
— 56, — 8, — aplati, généralement rétréci, *lire* aplati généralement rétréci.
— 56, — 16, — —
— 56, — 20, — dans un, *lire* dans son.
— 57, lignes 12, 15, 18, *au lieu de* courbure faible, *lire* courbure forte.
— 57, — 19, — aplati, généralement rétréci, *lire* aplati généralement rétréci
— 57, dernière ligne après Lyon, *lire* 1899.
— 58, — 15, *au lieu de* pnis, *lire* puis.
— 58, — 18, — Puis, *lire* Alors.
— 61, — 5, — que nous avons explorés, *lire* que nous savons explorer.
— 85, — 17, — pubis on contre, *lire* pubis ou contre.
— 37, — 16, — nos 7 10, 11, 12, 16, 21, *lire* nos 6 (fig. 3), 9 (fig. 8). 10 (fig 4) 11, 15, 20.
— 37, — 17, — no 1, 3, 6, 8, 9, *lire* no 1 (fig. 5), 3 (fig. 6), 5 (fig. 7), 7, 8.
— 37, — 23, — 13, 15, 22, 23, 25, *lire* 12, 14 (fig. 9), 21, 22, 24.

TABLE

Préface 5

Utilité d'une monographie sur l'arc antérieur du bassin. 7

PREMIÈRE PARTIE. — L'arc antérieur sur le bassin sec 17

Chapitre premier. — Définition. — Représentation graphique de l'arc antérieur. — Détermination précise du vrai transverse médian obstétrical. — Valeur comparée des procédés de mensuration des transverses. 17

Définitions. 17

Justification de cette définition. 18

Construction 19

Valeur comparée des procédés de mensuration des transverses médians 24

Chapitre ii. — Relation entre la forme de l'arc antérieur et la dimension du transverse médian. . 27

DEUXIÈME PARTIE. — L'arc antérieur sur la femme enceinte 47

Chapitre premier. — Application des résultats anatomiques obtenus au diagnostic sur le vivant des différentes formes du bassin. 47

Chapitre ii. — Exploration clinique de l'arc antérieur. 58

TROISIÈME PARTIE. — L'arc antérieur pendant l'accouchement 61

Chapitre premier. — Action directe de l'arc antérieur sur la position et l'attitude de la tête fœtale dans le bassin normal et dans les bassins pathologiques. 61

Chapitre ii. — Modelage, déformation de la tête fœtale par l'arc antérieur, enclavement (paragomphose) 71

Conclusions 87

Lyon. — Imp. A. Rey, 4, rue Gentil. — 28390

www.ingramcontent.com/pod-product-compliance
Ingram Content Group UK Ltd.
Pitfield, Milton Keynes, MK11 3LW, UK
UKHW022121190726
13855UKWH00003B/996

9 782013 465526